Robert Ritter von Töply

Studien zur Geschichte der Anatomie im Mittelalter

Verlag
der
Wissenschaften

Robert Ritter von Töply

Studien zur Geschichte der Anatomie im Mittelalter

ISBN/EAN: 9783957009364

Auflage: 1

Erscheinungsjahr: 2017

Erscheinungsort: Norderstedt, Deutschland

Hergestellt in Europa, USA, Kanada, Australien, Japan
Verlag der Wissenschaften in Hansebooks GmbH, Norderstedt

Cover: Foto © Helene Souza / pixelio.de

Verlag
der
Wissenschaften

STUDIEN ZUR GESCHICHTE

DER

ANATOMIE IM MITTELALTER.

—

STUDIEN ZUR GESCHICHTE

DER

ANATOMIE IM MITTELALTER

VON

Robert Ritter von Töply.

LEIPZIG UND WIEN.

FRANZ DEUTICKE.

1898.

INHALT.

—

VORREDE.

Die Literatur ist nicht arm an Schriften, welche sich mit der Geschichte der Anatomie befassen. Hervorgehoben seien die Arbeiten von Goelicke 1713, Douglas 1715 (Bibliografie), Portal 1770—1773, von Haller 1774—1777 (Bibliografie), Lassus 1783, Lauth 1815, Eble 1836 (Zeitraum 1800—1825), Burggraeve 1840, Daremberg 1841 u. f. (Galenos), Medici 1857 (anatomische Schule von Bologna), Falk 1871 (Galens Lehre vom gesunden und kranken Nervensystem), Schrutz 1895 (Hippokratiker). Die Anatomie des Mittelalters ist jedoch weder in jenen Sonderwerken, noch in den Büchern über Geschichte der Medicin im Allgemeinen, selbstständig, sowie ausführlich und erschöpfend behandelt. Ausserdem stosst man allerorten auf bereits überholte Quellenangaben und entstellte Ueberlieferungen. Es schien mir daher an der Zeit, den Gegenstand neu aufzunehmen und vor allem die Quellen für eine künftige Darstellung zu sichten. Demgemäss erwarte man im Folgenden keine „Geschichte", sondern nur die Vorarbeiten für eine solche, nebst Anhaltspunkten für das Studium des genannten Zeitraumes. Man wundere sich nicht, dass nicht alle fraglichen Punkte durch endgiltige Untersuchungen beantwortet sind. Ich hielt es oft für gerathener, auf die Nothwendigkeit weiterer Arbeiten hinzuweisen, anstatt mich in gewagte Vermuthungen einzulassen, oder eine Spur zu verfolgen, deren Ende nicht absehbar ist, welche gar im Sande zu verlaufen droht. Nichtsdestoweniger hat mir immer der Satz des ebenso feinen Beobachters als tiefen Denkers von Kos vorgeschwebt:

Μηδὲν εἰκῇ, μηδὲν ὑπερορᾶν.

(Epid. VI. 2. XII.)

Wien, Ostern 1897.

I. EINLEITUNG.

Der Nachlass des Galenos.

Literatur.

*1. Kühn (C. G.), Medicor. graecor. opera quae exstant. Lips. Vol. I—XX in 22 partt. Claudii Galeni opera omnia. 1821—33. Einleitung von Ackermann, Index von Assmann. 8⁰. *2. Marquardt (J.), Mueller (Iw. v.), Helmreich (G.). Claudii Galeni Pergameni scripta minora. Lips. B. G. Teubner. Vol. 1—3. 1884—94. 8⁰. *3 Helmreich (G.), Galeni de utilitate partium liber quartus. Progr. z. Jahresb. d. k. Studienanstalt bei St. Anna in Augsb. Augsb. J. G. Himmer 1886. 53 pp. 8⁰.

Uebersetzungen der anatomischen Schriften:

4. Nöldeke (G. J. F.), Vom Nutzen der Theile des menschlichen Körpers. Oldenb. bei Schulze. 1805. 8⁰. (Erster u. einz. Band von Galens sämmtliche Werke.)
5. Daremberg (Ch.), Oeuvres anatomiques, physiologiques et médicales de Galien. Paris 1854, 1857. 2 voll. 8⁰.

Für die Kenntniss der dem Galénos zugeschriebenen unechten oder falschen Schriften sind die älteren lateinischen Ausgaben wichtig. Im Folgenden ist die Ed. Bas. II benützt. 6. *Cl. Galeni Pergameni opera quae ad nos extant omnia. Froben, Basileae 1549. 8 tt. Folio.

7. Daremberg (Ch.), Exposition des connaisances de Galien sur l'anatomie et la physiologie du système nerveux. Paris 1841. 4⁰. 96 pp. *8 Falk (Fr.) Galens Lehre v. gesunden und kranken Nervensystem. Leipzig 1871. 8⁰. 56 SS.

1. Vorgalensche Anatomie.

Das Urtheil über die Leistungen des Galenos (geb. im Sommer 130,[1]) gest. 201—210) auf dem Gebiete der Anatomie wird einigermassen dadurch beeinträchtigt, dass uns als Vergleichsgegenstand

---

[1]) Dieses Geburtsdatum ist festgestellt durch *Müller (Iw. v.), Ueber Galens Werk v. wissensch. Beweis. A. d. Abh. d. k. bayer. Akad. d. Wiss. I. Cl. XX. Bd. II. Abth. München 1895. SS. 76. 4⁰. S. 11 (413).

die meisten Anatomien der vorgalenschen Zeit fehlen. Immerhin verfügen wir über eine genügende Anzahl von Belegen, auf Grund deren sich eine bedeutende, um die Mitte des 6. Jahrhunderts einsetzende Reihe von Anatomen aufbaut, als deren Endglied Galēnos aufzufassen ist. Die Sonderung in Gruppen stützt sich auf Angaben bei Galēnos selbst.[1]) Daraus ergibt sich folgende Eintheilung.

A. Aelteste Zeit.

Die Anatomie der äusseren Körpertheile bleibt unbeachtet, die Ergebnisse anatomischer Beobachtungen werden mit anderen Erörterungen verflochten.

1. **Alkmaion von Kroton.**

Sein Mannesalter trifft mit dem Greisenalter des Pythagoras zusammen (Arist. Met. I 5). Dieser lebte um 582—500, also wäre Alkmaion um 550—500 anzusetzen. Chalcidius nennt ihn den ersten Anatomen. Die Richtigkeit bezweifelt *Harless (Fr.) in K. Sprengel's Beitr. z. Gesch. d. Med. 1794—96 I 3, S. 180.

2. **Anaxagoras von Klazomenai.**

Den Jahren nach älter, den Werken nach jünger als Empedoklēs, welcher nicht lange nach 500 geboren wurde (Arist. Met. I 3).

3. **Syennesis von Kypros.**

Arist. Thierk. 3, 21.

4. **Diogenēs Apolloniatēs.**

Zeitgenosse des Sokratēs (um 466—399). Arist. Thierk. 3, 22 u. Met. — Literatur bei Windelband, S. 64.

5. **Hippokrates II. von Kos. 460—377.**

Gediegene Arbeit über die Ansichten der Hippokratiker von der Entstehung, Zusammensetzung und Verrichtung des menschlichen Körpers *Schrutz (O.), Hippokratovské názory o původu, skladbě a výkonech těla lidského. Prag, Buršík & Kohout 1895. 253 SS. Lex. 8°.

6. **Dēmokritos von Abdera.**

Nach Windelb., S. 95, „der grösste Naturforscher des Alterthums", geb. um 460, gest. nach 373. Verf. eines bes. Buches üb. d. Anatomie des Chamaeleons. Plinius (h. n. XXVIII 8, 29) spricht sich nicht sehr erbaulich darüber aus.

B. Eigentliche Anatomie, Vorstufe.

7. **Dioklēs von Karystos.**

So wie Praxagoras ein jüngerer Zeitgenosse des Hippokrates. Gal. p. anat. ench. II 1 (K II 282), p. mētr. anat. k. 10 (K II 905). Verfasser der ersten anat. Schrift.

8. **Praxagoras von Kos, Sohn des Nikarchos.**

Cit. bei Gal. mit Dioklēs.

9. **Polybos.**

Schwiegersohn des Hippokrates. S. vor allem das Corpus Hippocraticum.

---

[1]) P. anat. enchcir. II 1 (K II 282), Eisag. k. 10 (K XIV 699), Hypomn. II eis Hipp. p. fys. anthr. k. 6 (K XV 136).

C. Aristotelēs und die ältere Gruppe der nacharistotelischen Anatomen.

Mit Arist. beginnt auch die Beschreibung der äusseren Körpertheile.

10. **Aristotelēs** 384 – 322.

11. **Kallisthenes** von Olynthos, gest. um 326.

S. Chalcidius, Epiphan., Curtius, Plutarch, Justinus etc.

12. **Klearchos** von Soli. Fragmente seiner Schrift „über Skelete” bei Athenaios, Deipnosophist.

<table>
<tr><td>

13. **Pleistonikos**
14. **Filotimos**
15. **Mnēsitheos**
16. **Dieuchēs**
17. **Chrysippos**
18. **Antigenēs**
19. **Mēdeios**
20. **Euryfōn**

</td><td>

Ueber diese Gruppe Gal. hypomn. II 6 eis Hipp. p. fys. anthr. (K XV 136).

</td></tr>
</table>

21. **Dionysios, Sohn des Oxymachos.** Er wird zwar unter den Anatomen nicht aufgezählt, ich möchte ihn aber doch dahin einreihen, da Rufos (p. onomas. D R 162) hervorhebt, Dion., S. d. Ox. habe die Venen zuerst als „epanthismos” bezeichnet. Auch erwähnt Rufos seiner gleichzeitig mit Eudemos. Vermuthlich ist er identisch mit **Dionysios Aigeos**, über dessen Schrift Fotios an zwei Stellen ausführlich berichtet (185, 211). Das letzte Drittel derselben behandelt das Blutgefässsystem. Sie ist der Form nach ein Musterbild des pyrrhonischen Skepticismus. Pyrrhon von Elis lebte um 365—275 (Windelband 197, Haeser I 233 jedoch 376 oder 373—286), Dionysios wäre also etwa um 300 anzusetzen. (Galēnos nennt einen Dionysios unter den Methodikern, und zwar zwischen Themison, Thessalos, Mnaseas und Proklos, Antipatros. Eisag. ē iatr. k. 4. (K XIV 684.) Weiters erwähnt er als Erfinder von Arzneien einen **Dionysios Milēsios** (synth. farm. k. top. D = K XII 741, p. antidot B = K XIV 171) und einen **Dionysios Samios** (synth. farm. k. gen. D. = K XIII 745). Der in synth. farm. R. top. D (K XII 760) genannte Dionysios dürfte der Milesier sein).

D. Jüngere Gruppe.[1]

22. **Herofilos.** Alexandriner zur Zeit des Ptol. I. Soter (323 bis 284). Vgl. *Marx (K. F. H.) Herophilus. 1838. 8°. 103 pp.

23. **Erasistratos**, aus Julis auf Keos, 340—250, im letzten Theile seines Lebens zur Zeit des Ptolemaios II Filadelfos in Alexandreia ansässig (Vgl. *Fuchs (R.). Lebte Erasistratos in Alexandrien? Rh. Mus. f. Phil. Bd. 52. S. 377—390).

24. **Eudēmos.**

Haeser verwechselt ihn mit Eudēmos von Rhodos, auch gibt er ein falsches Citat (I 224, 242). Man vergleiche über ihn:

a) Galen. p. mētr. anat. k. 3 (K II 890), p. chr. mor. III 8 (K III 203), p. sperm. II 6 (K IV 646), p. pep. top. III 14 (K VIII 212)

---

[1] Wegen der Eintheilung vgl. Gal. hypomn. II k. 6 eis Hipp. p. fys. anthr. (K XV 136), p. myōn anat. eingangs (K XVIII B 926).

hyp. II k. 6 eis Hipp. p. fys. anthr. (K. XV 134), p. id. bibl. k. 3 (K XIX 30).

   b) Rufos p. onomas. D R 142, 152, 162.

   c) Sōranos p. gyn. I 17 (57) = Rose 225.[1]

25. **Marinus.**

26. **Numisianus in Korinth.**

27. **Hērakleianos von Alexandrien.**

28. **Quintus.**

29. **Satyros.**

30. **Pelops in Smyrna.**

31. **Lykos der Makedonier.**

32. **Ailianos der Aeltere.**

33. **Ailianos der Jüngere.**

Bezüglich der beiden Letzteren sind einige Fehler bei Le Clerc (p. 658) und dem ihm abschreibenden Portal (I 75) zu berichtigen. Beide kennen (mit Berufung auf de usu theriacae, K XIV 299) nur einen Aelianus Meccius, welcher über Muskeln geschrieben habe (mit Berufung auf Gal. de musc. dissect. K XVIII B 926). Thatsächlich berichtet jedoch Galēnos eingangs des Buches über Muskelanatomie, es habe bisher niemand eine vorwurfsfreie Muskelanatomie geschrieben. Die beste sei noch die des Marinos, geschätzt sei jedoch auch die des Pelops, Lykos und Ailianos. Dieser habe in einem Buche, in welchem er sozusagen einen Auszug (epitomē) aus den anatomischen Schriften (syngrammata) seines Vaters veranstaltete, gleichzeitig unter anderem eine Muskelanatomie geschrieben. Demgemäss hat also ein älterer und ein jüngerer Ailianos gelebt. Der Vater hat anatomische Schriften, der Sohn einen Auszug daraus verfasst. Welcher von ihnen, und ob überhaupt einer derselben mit Ailianos Mekkios identisch ist, den die zweifelhafte Schrift über den Theriak nennt, muss dahingestellt bleiben. Dort heisst es nur, Ailianos Mekkios, der bejahrte Lehrer des Galēnos, habe sich bei Seuchen in Italien mit Vortheil des Theriaks bedient. Ebenso wenig ist man etwa berechtigt, einen dieser Namensträger mit dem römischen Sofisten Claudius Aelianus gleichzustellen, welcher das bekannte Werk über die Eigenschaften der Thiere verfasst hat (gest. n. 222. *Claudii Aeliani de natura animal. ll. XVII ex recogn. Rud. Hercheri. Lips. B. G. Teubner 1864. 8⁰. *Claudius Aelianus Werke übers. v. Ephor. Wunderlich u. Fr. Jacobs. Stuttg. J. B. Metzler 1839—42. IX Bdchen. 1126 SS.).

34. **Rufos von Efesos.**

Man versetzt ihn mit Suidas in die Zeit des Trajan (reg. 98 bis 117). *Oeuvres par Daremberg et Ruelle Paris 1879. 678 pp. gr. 8⁰.

35. **Sōranos von Efesos.**

Etwa 20 Jahre älter als Gal., demgemäss geb. um 110. *Gynaecia von Val. Rose, Lips. Teubn. 1882, 422 pp. 8⁰.

---

[1] Ueber andere Träger dieses Namens s. Fabricius, dann die griech. Literaturgeschichten. Ueber den peripat. Filosofen Eud. in Rom zur Zeit des Galēnos: p. kras. II 6 (K I 632), p. proginosk. pros Epig k. 2 (K XIV 605 sq.), hypomn. II eis Hipp. p. fys. anthr. k. 29 (K XV 565), hypomn. II k. 20 eis Hipp. p. chym. (K XVI 276), hypomn. III 17 eis Hipp. epid. I (K XVII A 250).

36. **Martianus, Martialius.**

Von Beiden berichtet Gal., sie hätten zwei Bücher über Anatomie geschrieben. P. proginosk. pros Epigen. k. 3 (K XIV 615), p. id. bibl. k. 1 (K XIX 13). Ich vermuthe, dass sie identisch sind, und dass die verschiedene Schreibweise nur in einem Fehler der Handschriften begründet ist. Derselben Ansicht scheint schon D. Le Clerc 1723 gehuldigt zu haben. Er spricht zwar S. 313 nur von einem Martial mit Hinweis auf Gal. de libr. propr. c. 1., jedoch S. 763 von „Martialis ou Martianus".

37. **Theudas aus Laodikeia.**

In Alexandria gebildeter jüdischer Arzt und Anatom (um 117. Baas, Gesch. Entwicklung d. ärztl. Standes 1896. S. 77).

Es unterliegt keinem Zweifel, dass weitere Untersuchungen eine noch grössere Anzahl vorgalenscher Anatomen zu Tage fördern werden.[1]

2. Die anatomischen Schriften des Galēnos.

Die anatomische Schule, aus der Galēnos unmittelbar hervorging, ist die des Marinos. Eine Uebersicht derselben gibt folgende Zusammenstellung:[2]

Marinos

|

Kointos

(hat nichts geschrieben)

Satyros   Numisianos   Lykos

(Korinth)   (Makedonien)

Pelops

(Smyrna)

1.   2.   3.

Galēnos.

[1] Wie unsere Kenntniss der antiken Medicin mit einem Schlage anwachsen kann, beweist der Fund des Anonymus Londinensis Papyri Nr. 137, herausgegeben von Diels, übersetzt von Beckh und Spät * Berl. 1893, 1896.

Der bei Le Clerc-Portal unter den Lehrern des Galenos genannte Stratonikos (Schüler des Hippokratikers Sabinos, Gal. p. sperm II. K IV 629, p. mel. chol. 4. K V 119) war kein Anatom, sondern Fysikos, ebenso wenig sein Lehrer Fikianos (Phecianus. Gal. hypomn. I eis Hipp. epid. III. K VII A 575).

[2] Die Namen sind nicht latinisirt, sondern die Schreibweise des Galēnos beibehalten. Die Darstellung stützt sich auf folgende Texte: Gal. p. anat. encheir. I 1 (K II 217), II 1 (K II 282), p. melain. chol. k. 3 (K V 112), hypomn. II eis Hipp. p. fys. anthr. k. 6 (K XV 136), hypomn. I eis Hipp. prorh. I k. 5 (K XVI 524), p. id. bibl. 2 (K XIX 22). In den ziemlich einfachen Sachverhalt bringt der Index von Assmann, beziehungsweise die Uebersetzung der Stelle K XV 136 durch Kühn einige Verwirrung. Der Index sagt nämlich:

Pelops, Numesiani praeceptor XV 136.
Quintus, Marini praeceptor XV 136.
Marinus, ejus praeceptor Quintus XV 136.

Die anatomischen Schriften des Galēnos sind nur ein geringer Bruchtheil der literarischen Gesammtleistungen dieses erstaunlich fleissigen Mannes. Von diesem Bruchtheile ist ein Drittel verschollen. Die erhaltenen zwei Drittel sind gegenüber dem, was uns an sonstigen anatomischen Werken des Alterthums vorliegt, so umfangreich, sie haben ausserdem durch weitaus mehr als ein Jahrtausend auf die Medicin einen so wesentlichen Einfluss geübt, dass ihnen gegenüber die anatomischen Leistungen der Anderen in den Hintergrund zu treten scheinen. Als Mitarbeiter an einem weitgediehenen Bau hat Galēnos manchen Stein zu dessen Vergrösserung beigetragen. Dennoch ist nicht zu vergessen, dass er die Anatomie in einem bereits hochentwickelten Zustande antraf. Auch muss eine ehrliche Untersuchung zugeben, dass er sogar manche bereits hingestellte, aber nicht genügend gefestigte Thatsache zum Schaden der Wissenschaft wieder umgestossen hat. Dies ergibt sich klar aus dem Inhalte seiner anatomischen Schriften und deren Stellen, welche von anderen Anatomen handeln. Auch geht daraus hervor, dass er in der Beurtheilung fremder Leistungen höchst parteiisch verfährt, und aus Eigenliebe die Errungenschaften der Mitstrebenden theils verschweigt, theils in einer oft unwürdigen Weise herabsetzt.

Die sichergestellten anatomischen Werke des Galēnos sind:

A. Schriften allgemeinen Inhaltes.

1. περὶ τῆς ἀνατωμικῆς διαφωνίας.	Ueber anatomische Streitfragen, 2 Bücher.
2. περὶ τῆς ἐπὶ τῶν τεθνεώτων ἀνατομῆς.	Ueber Anatomie an Todten, 1 Buch
3. περὶ τῆς ἐπὶ τῶν ζώντων ἀνατομῆς.	Ueber Anatomie an Lebenden .2 Bücher.

Diese drei Werke werden an zwei Stellen[1]) im Zusammenhange genannt. Die Urschriften sind in Verlust gerathen. Der Fihrist des Nadim (987) erwähnt deren arabische Uebersetzung von Hobeisch ben el-Hasan.

B. Lehrbücher.

a) εἰσαγωγικὰ βιβλία.	a) Einleitende Schriften.
4. περὶ ὀστῶν τοῖς εἰσαγομένοις.	Ueber Knochen, 1 Buch.
5. περὶ τῶν φλεβῶν καὶ ἀρτηριῶν ἀνατομῆς.	Ueber Venen und Arterien, 1 Buch.
6. περὶ τῶν νεύρων ἀνατομῆς.	Ueber Nerven, 1 Buch.
7. περὶ τῶν μυῶν ἀνατομῆς.	Ueber Muskeln, 1 Buch.

Nr. 4—7 werden als die kleinen anatomischen Schriften zusammengefasst im Gegensatze zur grossen Anatomie (p. anat. encheir.); das Lesen von 5—7 bezeichnet der Verf. als nicht unumgänglich nothwendig.[2]) Nr. 5 wurde von den Alexandrinern später in 2 Bücher getheilt.

---

[1]) Techne·iatr. k. 37 (K I 408), taxis k. 2 (M M H II 84 = K XIX 55), p. anat. ench. I 4 (K II 235), p. pep. top. IV 9 (K VIII 271).
[2]) p. id. bibl. 3 (K XIX 23).

b) Hauptwerke.

8. *περὶ τῶν ἀνατομικῶν ἐγχειρήσεων.* | Ueber ausübende Anatomie.

Unter diesem Titel hat G. folgende Werke verfasst:

8a. *περὶ τῶν ἀνατομικῶν ἐγχειρήσεων.* | Ueber ausübende Anatomie.

G. berichtet im Beginne seines fünfzehnbändigen Werkes gleichen Namens (I 1 K II 215), er habe bereits vorher *ἀνατομικὰς ἐγχειρήσεις* geschrieben, und zwar nach seinem ersten Eintreffen in Rom, zu Beginn der Regierungszeit des Antoninus (Marc. Aurel.), also im Jahre 163 oder bald danach. Ob damit ein eigenes Werk gemeint ist, oder eines der bekannten, ist aus dem Wortlaute nicht zu entnehmen.

8b. *περὶ τῶν ἀνατομικῶν ἐγχειρήσεων,* | Ueber ausübende Anatomie, 2 Bü-
ἐν δυοῖν ὑπομνήμασιν. | cher (Kommentare).

An derselben Stelle erwähnt wie das vorige, geschrieben für den abtretenden, von Rom nach Ptolemais reisenden Consul Flav Boethus. Die dem Verf. zurückgebliebenen Abschriften (antigrafa) sind in Rom verbrannt. Diese Schrift ist gänzlich verschollen.

8c. *περὶ τῶν ἀνατομικῶν ἐγχειρήσεων,* | Ueber ausübende Anatomie, 15 Bü-
βιβλία πεντὲ καὶ δέκα. | cher.

Geschrieben während des zweiten Aufenthaltes in Rom, noch unter der Regierung des Antoninus (Marc. Aurel., gest. 17. März 180). Bericht über den Inhalt im 3. Kapitel der Schrift über die eigenen Bücher. Ausführlicher Inhaltsbericht bei Oscibia (gest. 1269). Die Entstehungszeit erwähnt, wie oben. Griechisch sind nur die 9 ersten Bücher erhalten. Auszüge aus allen 15 bei Oreibasios. (Arabische Uebersetzung aller 15 Bücher Bibl. Bodl. ms. 567, woraus Kopie von IX—XV in n. 570, und daraus in Paris, Suppl. 1002 bis, d. i. 2851, Anf. in Suppl. 2260 = 2852. Brit. Mus. 1355[1])

9. *περὶ χρείας τῶν ἐν ἀνθρώπου* | Ueber den Nutzen der Körper-
σώματι μορίων. | theile des Menschen, 17 Bücher.

Deutsche Uebersetzung von Nöldeke 1805, neueste kritische Ausgabe des 4. Buches, griechisch, von *Helmreich 1886.

C. Hilfsbücher.

10. *ἐπιτομὴ τῶν Μαρίνου βιβλίων* | Auszug aus den anatomischen
ἀνατομικῶν. | Büchern des Marinus, 4 Bücher.

Galenos Buch	I =	Marinus Buch	1— 6
„ „	II =	„ „	7—10
„ „	III =	„ „	11—15
„ „	IV =	„ „	16—20

Ausführliche Inhaltsangabe im 3. Kapitel der Schrift über die eigenen Bücher.

---

[1]) Dieses Werkes erwähnt Galenos ausser a. a. O. noch in techn. iatr. k. 37 (K I 408) p. chreias XII 8 (K IV 34) p. anomal. dyskr. k. 5 (K VII 742). Ackermann (K I p. LXXXII) citirt auch die Kommentare zu den Aforismen des Hippokrates VII 58 (K XVIII A 171), indes spricht dort Galenos nur von anatomischen Arbeiten im Allgemeinen.

Ueber die arabischen Uebersetzungen vgl. *Klamroth in Ztschr. d. D. Morgenl. Ges. 40. Bd. 1886. * Steinschneider in Virch. Arch. 124 Bd. 1891.

11. ἐπιτομὴ τῶν Λύκου πάντων βιβλίων ἀνατομικῶν. | Auszug aus allen anatomischen Büchern des Lykos, 2 Bücher.

Die arabischen Uebersetzungen von 10, 11. kennt noch Oseibia.

D. Kritische Werke.

12. περὶ τῆς Ἱπποκράτους ἀνατομῆς. | Ueber die Anatomie des Hippokrates, 6 Bücher.

13. περὶ τῆς Ἐρασιστράτου ἀνατομῆς. | Ueber die Anatomie des Erasistratos, 3 Bücher.

14. περὶ τῶν ἀγνοηθέντων τῷ Λύκῳ κατὰ τὰς ἀνατομάς. | Ueber die dem Lykos unbekannten anatomischen Thatsachen.

Nr. 12, 13 sind bald nach dem zweiten Eintreffen des Galenos in Rom, d. h. nach 168 aus Anlass eines Zwistes mit dem damals über 70 Jahre alten Martialius geschrieben.[1] Man begegnet ihnen wieder bei den Arabern, nur ist dort bei Nr. 13 der Name Erasistratos in Aristoteles umgewechselt.

E. Sonderabhandlungen.

15. μήτρας ἀνατομή. | Anatomie der Gebärmutter, ein kleines Büchlein, einer Hebamme gewidmet.[2]

F. Anhang.

Dem Titel nach scheinen die folgenden Schriften anatomische Untersuchungen zu enthalten, sie sind jedoch hauptsächlich fysiologischen Inhaltes.

περὶ σπέρματος. | Ueber den Samen, 2 Bücher.
περὶ κυουμένων διαπλάσεως. | Ueber die Bildung der Leibesfrucht.
περὶ ὀσφρήσεως ὀργάνου. | Ueber das Geruchswerkzeug.
περὶ φωνῆς. | Ueber die Stimme, 4 Bücher.

3. Pseudogalensche Schriften.

De anatomia oculorum.

Diese lateinische Schrift (Chart. IV p. 223, VII Juntar int. spur. clas. f. 57, Froben 1549. VIII p. 217), ehemals dem Galenos zugeschrieben, erschien laut Ackermann auch 1536 in Paris. Steinschneider scheint diese Bemerkung nur flüchtig gelesen zu haben und erklärt nun mit Berufung darauf, allerdings irrthümlich: es existirt ein liber anatomiae oculi im Ms. Paris 1536. Ackermann gibt weiters an, der Verf. citire den Galen in diesem Buche, welches er aus den Büchern Galens zusammengestellt habe. Thatsächlich nennt der Verf. nur einen Namen, und zwar den des Asklepiades (est autem et tertius humor, aqueus, qui — sicut dicit Asclepiades — replet intermedium spatium humoris uitrei et tertiae tunicae, materiam praebens ad uidendum). In der Einleitung beruft er sich nur auf den Ausspruch, welchen „ein alter Meister" gethan hat (uctus ait magister, naturam corporis esse principium eius, quod opus est ad medicationem).

---

[1] Gal. p. t. id. bibl. 1 (M M H 94), 7. (M M II 114), taxis k. 2 (M M H 85.)
[2] Gal. p. t. id. bibl. 2 (MMH 97).

Diese ganz kurze Schrift zerfällt in drei Kapitel: 1. Knappe Einleitung, worin sich die Schrift als Vorrede zu einem Werke über praktische Augenheilkunde kundgibt. 2. Häute (4) und Feuchtigkeiten (3) des Auges. 3. Muskeln des Auges (6, beziehungsweise 8) und Lider.

Als Bruchstück eines dem Bedürfnisse der praktischen Augenheilkunde dienenden Werkes fällt die Schrift ausserhalb des Rahmens dieser Studien.

Bemerkt sei, dass Honein eine dem Galenos beigelegte Anatomie des Auges kennt, sie jedoch für ein Werk des Rufos hält. Ob die dem Honein vorgelegene Schrift zur obigen in Beziehung steht, ist nicht erwiesen.

De natura et ordine cuiuslibet corporis, ad nepotem.

Diese lateinische Schrift (Ed. Chart. V 327, Iunt. VII f. 42 int. sp., Froben 1549, VIII, p. 55—162) besteht aus drei Kapiteln.

Kap. 1. Von den vier Kardinalsäften. Vorwiegen derselben nach den Jahreszeiten, im Verlaufe des Tages, nach den Lebensaltern. Ihr Einfluss auf die Gemüthsbeschaffenheit, den Puls. Behandlung der Krankheiten mit Rücksicht auf die vorwiegenden Kardinalsäfte, gestützt auf den Satz contraria contrariis.

Kap. 2. Ueber die Bildung der Leibesfrucht. Der Verf. erwähnt, Apollo, Hippokrates und Apollonius hätten Menschenleichen untersucht. Dies verbiete aber die Menschlichkeit. Es folgt ein ganz kurzer Abriss der Anatomie. Am Schädel werden mit Hinweis auf Aristoteles beim Manne fünf Nähte, beim Weib eine einzige kranzförmige Naht angeführt. Die 4—5 Häute des Auges lauten: 1. ceratoides, 2. choroides, 3. oroenomides, 4. tinsenoides, 5. cristalloides. Männer haben 32, Weiber 30 Zähne. Laut Apollonius haben die Zähne bis zu den Eckzähnen nur eine Wurzel, die Mahlzähne aber 3—4 Wurzeln. Hinter dem Zäpfchen seien zwei Höhlen, in welchen die infusio oder der raptus zu Stande komme, was die Griechen anarrhophema nennen. Bei Erwähnung der nun folgenden Organe werden die griechischen Benennungen pericardium, diaphragma, stomachus, pyloron, epiploum, colon, cremasteres hervorgehoben. Als Hüllen der Hoden sind genannt: 1. eustrephes = bene retorta, 2. pericochlides = circumtortuosa, 3. perizoma = circumcinctorium, 4. arcys = rete. Die weiblichen Geschlechtstheile heissen bei den Griechen cyetica = genitalia. Weiters ist der (weisse) Same als Schaum des rothen Blutes aufgefasst. Die Perioden der Fruchtbildung sind kurz angedeutet (dabei rhysis = congregatio sanguinis). Zum Schlusse spielt der Verf. mit anatomischen Begriffen: Die Knie der Leibesfrucht liegen den Augen an. Woher weiss man das? Weil die Knie rund, die Augen aber hohl sind! Daher auch ein Zusammenhang zwischen Leiden der Wangen, beziehungsweise der Augen und der Knie (genae — genua). Schliesslich folgen einige Bemerkungen über die Zähne (synodontes soll heissen kynodontes = canini).

Kap. 3. Die Merkmale der Fieber. Anfang: de cognoscendis febribus omnibus superius scriptum est — scito, quod maxime iam dixi, primum cognoscendas causas et origines et species febrium.... Dieses Kapitel bildet nur die allgemeine Einleitung zu einer offenbar eingehenderen Abhandlung. Der Eingang bezieht sich auf eine vorangegangene, hier nicht vorhandene Auseinandersetzung, so dass augenscheinlich dieses Kapitel zu den zwei vorhergehenden nicht gehört.

Das erste und zweite Kapitel hingegen bilden ein Ganzes für sich. Sie stellen sich dar als kurzer Abriss einiger Hauptbegriffe der Anatomie, welche ein Lateiner in Briefform seinem Enkel mittheilt. (Licet sciam, charissime nepos, grecis literis eruditum ad hanc disciplinam posse pertingere, tamen, ne quid tibi poscenti ad memoriam denegetur, ex libris medicinalibus Hippocratis intima latina feci: quod, quia dignus es, fideliter trado, daturus tibi aui tui, patris mei, librum, ex quo mundi rationem cognoscas: ut nosse possis, quanta fuerit generis nostri sapientia. Nunc vero tibi corporis unius cuiusque naturam et ordinem aggrediar exemplificare.)

Wie diese Abhandlung je dem Galēnos zugeschrieben werden konnte, das ist geradezu unverständlich. Die Schreibweise, sowie der Mangel jeglicher Arabismen spricht dafür, dass sie vor dem Eintreten der Araber in die anatomische Literatur verfasst ist. Die zahlreichen griechischen Anklänge, die Hinweise auf Hippokrates und Aristotelēs deuten auf einen Zusammenhang mit der antiken Literatur. Hervorhebenswerth ist der Hinweis auf Apollonius, welcher zweimal als Anatom angeführt wird. (Apollonio et caeteris anatomicis placuit mortuorum uiscera scrutari, auctor Apollonius memorat dicens: dentes usque ad caninos singulas habent radices, alij uero interius, qui molares dicuntur, habent ternas et quaternas radices.) Durch Galēnos kennen wir besonders den Apollónios Memfitēs. Er wird nach Herofilos mit Athenaios Attaleus als Verf. von medicinischen Definitionen (horoi iatrikoi) genannt.[1] Auch wird er als Anhänger des Erasistratos, jedoch jünger als Xenofōn erwähnt.[2] Es gibt zwar noch eine ganze Reihe von Aerzten des Namens Apollonios.[3] Es unterliegt jedoch kaum einem Zweifel, dass der hier Genannte niemand Anderer ist als Apollōnios Memfitēs. Da in der Schrift Galenos noch nicht erwähnt ist, wohl aber Hippokrates, Aristotelēs und Apollonios (Memfitēs), so wäre sie in die Zeit zwischen diesem und Galēnos zu setzen. Apollónios Memfitēs wird von Harles in die Ol. CXX = 300—297 v. Chr. verlegt. Es erübrigt also für die Verfassung ein ziemlich weiter Spielraum. Da die neuerliche Kenntniss des Aristotelēs in Rom jedoch erst durch Andronikos nach 86 v. Chr. aufkam, so verengt sich jener Raum etwa auf die Zeit 50 v. Chr. bis 150 n. Chr.

Für die Echtheit und das Alter der Schrift spricht auch die in ihr angewendete Kalendereintheilung:

VIII. idus febr.	— VIII. idus maij	dies 92	
VIII. „ maij	— VIII. „ aug.	„ 99	
VIII. „ aug.	— VIII. „ nouemb.	„ 91	375
VIII. „ nouemb.	— VIII. „ febr.	„ 93	

Diese Annahme eines Jahres von 375 Tagen entspricht keiner der jüngeren Kalenderrechnungen (die älteste derselben, die julianische — sie beginnt mit dem 1. Januar 709 = 45 v. Chr. — zählt 365,

---

[1] Galēnos hor. iatr. pro. (K XIX 347).

[2] Galēnos eisag. k. f. (K XIV 700).

[3] Ueber die Apollōnioi vgl. *Harles (Chr. Fr.), Analecta historico — critica de Archigene medico et de Apolloniis medicis — Lips. 1816. 32 pp. 4⁰. Wellmann (M.), Zur Gesch. d. Medicin im Alterthum. Neue Jahrb. f. Philol. Bd. 145, H. 10, S. 675—78.

beziehungsweise 366 Tage). Hingegen stimmt sie mit dem alten griechischen Kalender des Eudoxos nach folgender Formel für den vierjährigen Cyklus: 376 + 355 + 375 + 355 = 1461 Tage.[1])

De compagine membrorum s. de natura humana.

Froben 1549 VIII 222, Chart. V 330, Junt VII f 58 int. spur.[2])

Ackermann a. a. O. bemerkt zu dieser Schrift: „Est liber spurius, qui latine tantum exstat, rudem Galeni pathologiam ac physiologiam complectens. Videtur Arabistae esse opus, astrologiae deliramentis indulgens. Erat inter libros Mich. Cantacuzeni." Sie handelt in 16 Absätzen von folgenden Dingen:

A. 1. Gehirn, dessen Eintheilung; 2. Gehör; 3. das Sehen; 4. Geruch; 5. Geschmack.

B. 7. Das Zäpfchen und die Athmungswerkzeuge; 8. Herz; 9. Speiseröhre; 10. Magen.

C. 11. Gemüthsstimmungen, wie die Wollust zu Stande kommt; 12. die Zeugung; 13. der Embryo; 14. die Bildung der Leibesfrucht.

D. 15. Einfluss der Planeten auf die Fruchtbildung; 16. Ursachen der Missbildungen.

Dem Inhalte nach gehört diese Schrift nicht unter die anatomischen, sondern unter die fysiologischen. Die Bemerkung Ackermann's, dass sie die Pathologie Galens wiedergibt, ist unrichtig. Auch die Auffassung Ackermann's, dass hier das Werk eines Arabisten vorliegt, scheint mir nicht stichhältig. Dazu ist das Latein und der Styl zu elegant. Zumindest entspricht er nicht der Schreibweise der frühen Arabisten, d. h. etwa der Zeit von 1000—1200. Kein Arabist dieser Zeit drückt sich so aus.

C. 10. Stomachus autem constat ex nervis tenuibus et longis, qui lineares, et ex transversis, qui textiles, et ex obliquis, qui vertentes dicuntur. quorum lineares helicticen id est attractivam, et anecticen id est retentivam transversi, apocriticen vero id est expulsivam obliqui sibi vendicant potestatem. qui intrinsecus quibusdam obteguntur membranulis trino schemate consistentibus. brevi scilicet et medio prolixiore, quibus potum et cibum naturali calore in lacteum succum conversum, et ita quasi ramis quibusdam ad portam impingit stomachi. quae ideo porta dicitur, quoniam musculis in ea positis ministerio naturali usque ad perfectam decoctionem nutribilis materiae constricta clauditur.

C. 11. per animales quinque sensitivas corpus fruitur novem voluptatibus.

---

[1]) Bemerkt sei, dass ähnliche Betrachtungen über das Vorwiegen der Kardinalsäfte nach den Jahreszeiten auch im Kap. 11 des untergeschobenen lateinischen Briefes des Hippokrates an Perdikkas (de structura hominis), dann in dem ebenfalls untergeschobenen Briefe des Dioklés an Antigonus über die Bewahrung der Gesundheit (mit beinahe wörtlicher Uebereinstimmung untereinander) enthalten sind, von den Angaben in dieser Abhandlung jedoch sowohl sachlich als in der Kalenderrechnung wesentlich abweichen.

Dioclis epistola ad Antigonum Regem de sanitate tuenda:

* Meletii-Polemonis Atheniensis-Hippocratis, Dioclis Epistolae-Melampi Tractatus-omnia haec non prius edita Nicolao Petreio corcyraeo interprete. Venetiis 1552 4⁰.

Hippocratis de structura hominis ad Perdiccam Macedonum regem:

* Hippocratis Opera ed. J. A. van der Linden Lugd. Bat. 1665 2 tomi 8⁰.

[2]) Nach Steinschneider, Virch. Arch., Bd. 142, S. 466, findet sich diese Abhandlung auch hinter Albucasis Ed. 1541. Gemeint ist wohl die Ausgabe Basil. 1541 f., ap. Henr. Petri. Ich kenne den Abu'l-Kasim ausser in der schönen Oxforder Ausgabe von * Channing 1778 nur noch in den folgenden: * Liber theoricae nec non practicae Alsaharavii-qui vulgo Açararius dicitur 1519. Aug. Vind. fol. * Albucasis chirurgorum omnium primarii lib. tres. Mit Octavii Horatiani rerum medicarum lib. quatuor. Argent. 1532. In diesen Ausgaben ist de comp. membr. nicht enthalten.

Weiters kommen darin Sätze vor, welche durch die Ausdrücke nicht annähernd an eine arabische Schrift erinnern.

C. 10. a quo (intestino) monomacum suscipiens aliquantulum decoquit et sic crasso concedit in testino, quod manica dicitur. deinde ex tali diffusum, et ibidem a cholera decoctum coloratur. cuius translatione aut titillatione per pudicum circulum foras dimittitur. monomacum enim ideo dicitur quia uno aperitur foramine, quod insitum est ori manicae, ut sibi quicquid a longo accipit, sine contrarietate reddere possit. nam manica eo quod largum magis caeteris est nominatur.

Dass die Schrift nicht altlateinisch ist, das unterliegt keinem Zweifel. Das bezeugen Ausdrücke wie contrarietas, pars adicialis, scimaticum schema, species conchulae. Hingegen erwecken einige Graecismen einen gewissen Verdacht (helcticen, ancticen, apocriticen, monomacum, uritides, scimaticum schema, embryo, pterygomata). Könnte die Fälschung nicht etwa von einem späteren griechisch sprechenden Lateiner, oder einem lateinisch sprechenden Griechen ausgegangen sein? Einigen Verdacht erweckt auch der Umstand, dass sich die Schrift dereinst bei Michael Kantakuzenos befand.

Vocalium instrumentorum dissectio.

Diese nur lateinisch gedruckte Schrift hat Aug. Gadaldini im Jahre 1556 unter die Werke des Galenos eingereiht.[1] Sie wurde in seiner Fassung in mehrere Galenausgaben aufgenommen.[2] Chartier gab ihr 1679 folgende Einbegleitung: „Dieses Bruchstück, dessen auch Galenos erwähnt, gibt die Ursache, den Stoff, die Werkzeuge, den Ort und die Art und Weise der Stimmbildung an." Ackermann geht um einen Schritt weiter und behauptet: „Galenos erwähnt der Verfassung eines derartigen Buches in seiner Schrift über die eigenen Bücher und an anderen Orten, und es scheint dieses auf uns überkommene Bruchstück von Galenos zu stammen. Es ist darin eine exakte Beschreibung der Kehlkopfknorpeln enthalten."

Die Auffassung von Chartier und Ackermann ist einseitig. Vor allem findet sich bei Galenos kein Hinweis auf ein besonderes Werk über die Anatomie der Stimmwerkzeuge, sondern am angegebenen Orte und anderswo nur die Erwähnung eines solchen über die Stimme (s. das folgende Kapitel). Weiters hatte das Werk über die Stimme vier Abschnitte, vocalium instrumentorum dissectio ist aber in neun Kapitel getheilt. Der Inhalt lautet nach der Chartier'schen Ausgabe:

1. Quae cognouisse debet is, qui ratione curare debet.
2. Ad vocem generandam, quae artificis, quae materiae instrumenta, et quae loci rationem obtineant.
3. Quae primaria attrahendi spiritus in pulmonem et quae secundaria sit ratio.
4. Cartilaginum laryngis dissectio.
5. Musculorum laryngis dissectio.
6. Cur larynx ex cartilaginibus et eisdem tribus constitutus sit et modus quo vox fit, docetur.
7. Musculorum laryngis actio investigatur.
8. Quomodo fiat inspiratio et expiratio.
9. Quomodo spiritus cohibitio fiat.

---

[1] Galeni aliquot opuscula — Augustino Gadaldino interpr. — Lugd. 1556. 8⁰.
[2] VII. Juntar. inter fragm. Gal. f. 48, Chart. ed. to IV p. 219—222.

Die Ausgabe des Gadaldini ist kein Original, sondern die im eleganten Latein des 16. Jahrhunderts gehaltene Uebersetzung einer mehrmal unterbrochenen griechischen Handschrift. Einige der ursprünglichen Ausdrücke sind auch noch in der Uebersetzung zu erkennen.[1]) Ueber den Verbleib dieser, wahrscheinlich venetianischen Handschrift fehlen weitere Literaturangaben.

Es unterliegt keinem Zweifel, dass der Inhalt auf Galēnos zurückgeht. Gegen die Urheberschaft des Galēnos spricht aber erstens, dass dieser keiner derartigen selbstständigen Schrift erwähnt, zweitens, dass die Darstellungsweise für Galēnos nicht genug gründlich ist, drittens der Umstand, dass bereits Honein an der Echtheit der griechischen Schrift gleichen Titels gezweifelt hat, nämlich jener Honein, welcher noch die meisten seither verlorenen Schriften des Galēnos gekannt hat. Damit fällt aber auch die etwaige Vermuthung, vocalium instrum. diss., beziehungsweise die griechische Urschrift, sei ein Bruchstück des elften Buches von Galens anatomikōn encheirēseōn, über dessen Inhalt sich der Verf. in der Schrift über die eigenen Bücher ausspricht.

Dem allgemeinen Eindrucke nach möchte ich die Urschrift von vocal. instr. diss. für ein byzantinisches Erzeugniss halten und, da Honein, welcher sie kennt, 809 geboren wurde, die Entstehung vor 800, etwa in die Gruppe Meletios, Theofilos verlegen.

De voce et anhelitu.

Diese lateinische, in die meisten älteren Galēnosausgaben aufgenommene Schrift (z. B. Bas. 1549, Junt. VII, Chartier) hält Ackermann für untergeschoben an Stelle der echten und alten galenschen über die Stimme. Er äussert sich jedoch nicht über den Urheber der Fälschung. Sie besteht aus 4 Abschnitten und enthält eine umfassende Darstellung der Stimmerzeugung, welche auf eingehender und ausführlich wiedergegebener Kenntniss der Muskel- und Nervenlehre beruht. Die Theorie der Athmung ist, so weit sie zum Verständniss des Uebrigen nothwendig ist, gestreift, aber nicht näher erörtert, so dass im Titel der Zusatz „et anhelitu" überflüssig ist. Ich stehe daher nicht an, ihn für die Zuthat eines späteren Abschreibers zu erklären und anzunehmen, der ursprüngliche Titel habe einfach „de voce" gelautet. Der Schluss beruft sich auf ein vorhergehendes anatomisches Werk (ut patet ex nostra anatomia). Die Ausdrucksweise ist die eines mitteralterlichen Lateiners (inchordare, exufflatio), eingesprengte arabische Ausdrücke deuten an, dass hier eine etwa im 12. oder 13. Jahrhunderte veranstaltete Uebersetzung aus dem Arabischen vorliegt (quasi uox ut stertitio et azegiz tr. 1., anhelitus almacror tr. 3., anhelitus almacror tr. 4.).

Der Inhalt ist zu bedeutend, um ihn irgend einem verschollen gebliebenen Araber zuzuschreiben. Wenn man nebst dem Inhalte den Titel, die Eintheilung in vier Abschnitte, die Verweisung auf andere anatomische Leistungen berücksichtigt, so gelangt man zu dem zwingenden Schlusse: de voce (et anhelitu) ist die lateinische Uebersetzung einer arabischen Uebersetzung der verlorenen Schrift περὶ

---

[1]) θυρεός, θυρεοειδῆ, κρικοειδῆ, κατ' ἐπιγέμισιν, εἰς λαγονάτωσιν, εἰς λαγόνας.

φωνῆς == über die Stimme, welche Galēnos in 4 Abschnitte getheilt, dem Consul Flavius Boethus gewidmet hat, und deren er öfter erwähnt.[1]

Gegen die Urheberschaft des Galēnos scheint allerdings der Eingang zu sprechen. Er lautet:

Dixit Galenus si neruis qui sunt inter costas acciderit scissio prope spondylos, destructur uox et anhelitus.

Dies lautet genau so, als schöpfe der Verf. aus Galēnos. Mit Rücksicht darauf, dass es sich um eine Uebersetzung aus dem Arabischen handelt, haben jedoch die Eingangsworte keine andere Bedeutung, als die einer Zuthat, welche dem arabischen Stil eigenthümlich, ebenso wie das lateinische „incipit" den Beginn kennzeichnet. So lautet z. B. der Eingang der Chirurgie des Abulkasim in der Channing'schen Uebersetzung „Dicit Auctor hujus libri", ebenso der der lyoner Uebersetzung vom Jahre 1531 des Teisir des Abu Merwan ibn Zohr: „Dixit seruus regis scilicet abhomeron abinzohar. deum testo .... dixit abhomeron abynzohar regis. Laus et gloria sit . . .", ähnlich in der lyoner Ausgabe der Opera parva Abubetri 1510/1511 8° der Eingang zu den einzelnen Schriften des Râzí: Verba albubetri. In hoc meo libro . . . (Almansor, transl. a Gerard. Cremon). Dicit Rasis volo in hoc capitulo (de egritud iuncturar). Inquit abubetri non est occultus homo (Lib. aphorism). Inquit Rasis cum in ciuitate fuerunt (lib. 1. ibid.). Inquit Abubetri omnes res (l. 2.). Dicit Rasis cum essem solicitus (l. 3). Inquit abubetri res in medicina (l. 6). Verba abubetri filij zacharie arasi. Ventilata fuit (lib. diuisionum transl. a Ger. Crem.).

Die Handschrift von de voce (et anhelitu) scheint sich laut einer Andeutung von Steinschneider[2] im Ms. Boncampagni 225 aus dem 13. Jahrhundert erhalten zu haben. Die arabische Urschrift, welche ihr zugrunde liegt, ist wahrscheinlich die von Honein für Muhammed ben Abd el-Mâlik el-Zajjât unter dem Titel as-ssa-ut = die Stimme (in 4 Abschnitten) veranstaltete Uebersetzung von περὶ φωνῆς.

De anatomia vivorum.
um 1260—1300.

Diese lateinische Schrift wurde bereits von den Herausgebern der Werke des Galēnos im 16. Jahrhundert unter die dem Galēnos nur zugeschriebenen Bücher verwiesen. (Froben'sche Galenausgabe, Basel 1549, Bd. 8, S. 163–218.) Sie wurde demgemäss wenig beachtet, obzwar sie als Belegstück für die Beschäftigung mit der Anatomie im Mittelalter nicht völlig werthlos ist. Sie gliedert sich in 42 Kapitel. Dieselben lassen sich in mehrere Gruppen zusammenfassen, welche jedoch ziemlich willkürlich untereinander gewürfelt sind. Diese Anlage deutet darauf, dass es sich nicht um ein aus einem ursprünglichen Gedanken entstandenes Werk, sondern um eine gelegentliche Zusammenstellung von Auszügen handelt. Dies bestätigt weiters die ungleichmässige Behandlung der hauptsächlichen Ab-

---

[1] Galēnos, techn. iatr. k. 37 (K F· 409), anat. ench. I 1 (K II 217), p. id. bibl. k. 1 (M M H p. 94), taxis k. 2 (M M H p. 84). Oreibas. XXIV, 9 (B M III 316).

[2] Steinschneider, Virch. Arch., Bd. 124, S. 285, n. 26. St. citirt hier, wie öfters, unrichtig. Statt Kühn CL, 35 soll es heissen K I p. C L 85 de voce et anhelitu.

schnitte einer Anatomie, die Auslassung wichtiger Kapitel, während
unwichtige ausführlich wiedergegeben sind. So ist die Knochenlehre
gar nicht berücksichtigt. Aus der Nervenlehre ist die Darstellung
der Gehirnnerven ganz übergangen, hingegen sind eigenthümlicherweise die Rückenmarknerven ausführlich beschrieben. Aus der Gefässlehre sind hauptsächlich nur die Aderlassgefässe hervorgehoben.
Weitläufiger ist hingegen der allgemeine Theil, die Fysiologie und
die Eingeweidelehre behandelt.

Inhaltsübersicht.

A. 1. Eintheilung der Körpertheile in einfache und zusammengesetzte u. s. w.
2. Die Fasern der Gefässe und anderer Theile, die Häute — (sowie von der Haut) —
welche bewirken, dass einige Theile einfach scheinen, obzwar sie nicht einfach sind.
3. Eintheilung der Körperwerkzeuge (partes instrumentales). Besprechung, welche
hauptsächlich, welche untergeordnet (partes principales, servientes), welche blutig,
schleimig, gallig, schwarzgallig sind. 4. Das Herz, seine Bestandtheile und Kräfte, und
ob das Blut vom Herzen oder von der Leber stammt (Aristotelēs-Galēnos).
B. Anatomie. 5. Arterien, Lunge. 6. Augen. 7. Ohr. 8. Nase. 9. Mund. 10. Zähne.
11. Zäpfchen. 12. Schlund. 13. Magen. 14. Därme. 15. Leber. 16. Gallenblase, Milz.
17. Nieren. 18. Harnblase. 19. Gebärmutter. 20. Fruchthäute. 21. Geschlechtsglied.
22. Herz. 23. Lunge. 24. Zwerchfell. 25. Gehirn. 26. Rückenmarknerven. 27. Hohlvene.
28. Armvenen, Lassadern.
C. 29. Die einfachen Körperbestandtheile. 30. Knochen. 31. Knorpel. 32. Nerven.
33. Sehnen. 34. Bänder. 35 Muskel. 36. Arterie. 37. Vene. 38. Häute. 39. Knochen-
mark. 40. Fleisch. 41. Die Säfte. 42. Von den wesentlichen Körpertheilen, sowie den
untergeordneten, und eine längere Auseinandersetzung über das Herz, dessen Bestandtheile und Bedeutung.

Für die Bestimmung der Entstehungszeit bietet die Schrift folgende Anhaltspunkte:

1. Die hauptsächlichsten genannten Gewährsmänner sind Aristotelēs und Galēnos, letzterer jedoch erst in zweiter Linie. Nur gelegentlich ist Hippokrates erwähnt (Kapitel 19, im Kapitel 11 die
Prognostica).

2. Weiters ist einmal Isaak angeführt (Kapitel 4).

3. Zahlreiche anatomische Benennungen sind arabistichen Ursprunges (alcahab, extale, longaon, portenarius, sceilem, siphac, zirbus).

4. Die Sprache ist das auf der tiefsten Stufe des Niederganges
befindliche barbarische Latein des mönchischen Mittelalters.

Beispiele. Alleuiare, chartilago peltalis et cymbalaris, extremitas peltalis, in-
grossari. Non est timor ut, timetur super hoc. Dico quod aqua est ad nutrimentum
corporis. Habet lingua nouem musculos in sui compositione. Basilica uero magni ti-
moris est, propterea quod arteria cadit sub ea et neruus et musculus etiam sub ea
cadunt. Item inter omnia corporis membra septem sunt membra regalia et famosa,
multum sublimitatem habentia secundum septem orbes planctarum et eorum contra-
distincta quae membra sunt minerae spirituum animae et intelligentiae.

5. Im Kapitel 19 wird auf die irrthümliche Ansicht einiger Autoren hingewiesen, welche in der Gebärmutter theils fünf, theils sieben
Kammern annehmen. Laut Kapitel 21 ist das männliche Glied sechs
bis neun Fingerbreiten lang.

6. Unter den 42 Kapiteln beginnen 13 mit dem Hinweise auf
Gottes Schöpfung (creauit deus, c. 6—10, 13—19, 22). Dies entspricht
völlig der Gesinnung des mönchischen Zeitalters. Vgl. auch Avicenna.

7. Die Darstellungsweise ist die der Scholastiker. Behauptung,
Beleg, Einwand, Gegeneinwand, Lösung folgen einander (in den Kapiteln allgemeinen Inhaltes) Schlag auf Schlag. Bezeichnend sind dafür

die Schlusskapitel 41, 42. Sie sind geradezu Musterbelegstellen für die scholastisch-doktrinäre Darstellungsweise eines medicinischen Gegenstandes.

Beispiele. Arteriae dico deferentes spiritum uitalem exufflantur a corde ad neruos. quare patet cerebrum esse perforatum. Cor autem non est perforatum, sic ergo cor est principium illarum. Contra. intra totam substantiam cordis contingit inuenire uenas et arterias. ergo est cor perforatum sicut alia membra. non ergo erit principium illorum. Solutio. tam uenae quam arteriae originem habent a radice cordis. et egredientes, totam substantiam cordis ipsius intrinsecus perforant.... Ergo a simili cor est principium uenarum et arteriarum, quod concedimus. Item dictum est Arist. omne quod habet ortum ab alio, assimilatur illi a qno oritur. quare uenae non habent ortum ab hepate. Contra hoc autem ergo corallus qui est arbor durissima non habet ortum a luto et re molli in fundo maris existente. Solutio. Arist. intelligit quod dixit quantum ad manentem materiam. oppositio autem est secundum materiam transeuntem. etc.

Sonderuntersuchungen über diese Schrift bestehen meines Wissens nicht. Man scheint sich bisher mit dem Urtheile Ackermann's begnügt zu haben, welches aber doch zu allgemein gehalten ist. Es lautet in der Kühn'schen Galenausgabe I CLX 104: „Das Buch de anatomia vivorum. Es besteht nur lateinisch in der Chartier'schen Ausgabe, Bd. IV, S. 194, und in der siebenten Juntine unter den falschen Werken, Blatt 44. Galen hatte ein Buch peri tēs anatomēs epi tōn zōntōn herausgegeben, dessen er de arte med. k. 37, S. 230, erwähnt, und das er auch an mehreren anderen Stellen peri zōotomias genannt hat. Dieses Buch über die Zergliederung an Lebenden aber, welches bisher vorliegt, ist kein eigenes Erzeugniss des Galēnos, da ja darin Galēnos selbst citirt wird, sowie Isak, und da alles darin im Sinne und gemäss den Religionsanschauungen der Saracenen vorgebracht ist, so dass man richtig annehmen darf, es sei von irgend einem Araber geschrieben. Auch stimmt es nicht mit dem Titel überein, sondern es ist ein anatomisches Compendium, welchem eine spätere Zeit (posteritas) in Kenntniss des galenschen Buches peri tēs anatomēs tōn zōntōn diesen Titel gab. Dennoch enthält es einiges ganz Gute, z. B. über das Herz, über die geringe oder gar keine Empfindung der Lunge, über den Zwerchfellnerven u. s. w."

Ackermann hält die Schrift also für die lateinische Uebersetzung eines arabischen Machwerkes. Steinschneider a. a. O. S. 284 schliesst sich dem vollinhaltlich an, indem er auf Ackermann verweist und dazu bemerkt: „De anatomia vivorum, lateinisch gedruckt, von Isak citirt, ist vielleicht aus dem Arabischen übersetzt". Es scheint sich bei Steinschneider ein Irrthum eingeschlichen zu haben. Ackermann sagt nicht, die Schrift sei von Isak citirt, sondern sie citire den Isak. Doch selbst für den Fall, dass Isak eine Schrift über die Anatomie an Lebenden citirt hätte, wäre daraus nicht zu schliessen, dass er die arabische Urschrift dieses Werkes gemeint habe, da ja zu seiner Zeit die galensche Schrift über die Anatomie an Lebenden bekannt war.

Die Durchsicht der Schrift und ein Vergleich derselben mit den anatomischen Schriften der salernitaner Anatomen ergibt vielmehr, dass in der Anatomia vivorum ein lateinisches Originalwerk bologneser Ursprunges aus der zweiten Hälfte des 13. Jahrhunderts vorliegt. Dem Wesen nach ist es eine nach lateinischen arabisirenden Quellen zusammengestellte, wahrscheinlich nur für den eigenen Gebrauch des Verf. bestimmte Erinnerungsschrift von mangelhafter Systematik und ungleichmässiger Ausarbeitung. Triftige Gründe für den arabischen Ursprung sind nicht vorhanden. Die Arabismen deuten vielmehr auf die oben genannte Zeit. Ebenso deuten die Hinweise auf Aristoteles und die Sucht, sich in ein logisches Gewand zu kleiden, auf die Glanzzeit der Scholastik. Der Hinweis auf Schriftsteller, welche in der Gebärmutter sieben Kammern annehmen, bezieht sich aber geradezu auf die Anatomie des Florianschen Richardus. Aus dieser dürfte auch der Verf. den Titel für seine Schrift entnommen haben, denn Richardus erwähnt gleich anfangs der galenschen Bücher über die Anatomie an Lebenden und Todten (Solebat considerari tam in vivis quam in mortuis animalibus, unde G[alenus] quosdam libros de anathomia vivorum et quosdam de anathomia mortuorum composuit). Die Schrift ist also nach der Anatomie des Richardus entstanden. Ihre Einschmuggelung in die galenschen, beziehungsweise pseudogalenschen Werke bietet für den Kenner der Textkritik zur Zeit der ersten Klassikerausgaben nichts Auffallendes.

Die Zeitbestimmung nach Richardus und vor Mondino erfährt durch die häufigen Hinweise auf Aristoteles eine gewisse Einschränkung. Die lateinischen Uebersetzungen des Aristoteles und damit der Aristotelismus in der Literatur des Mittelalters beginnen mit dem 13. Jahrhundert. Der bedeutendste Uebersetzer war allerdings der Dominikaner Wilhelm von Moerbecke um 1260, indes erklärte schon Albert Graf zu Bollstädt (geb. 1193, gest. 15. November 1280) im Jahre 1230 den Aristoteles in Paris. Dennoch ist nicht anzunehmen, dass der Aristotelismus in die italienische Anatomie sofort eingedrungen sei. Man wird daher kaum fehl gehen, wenn man die Anatomia vivorum in die zweite Hälfte des 13. Jahrhunderts versetzt.

Es entsteht nur die Frage, welcher Schule sie zuzuschreiben sei. Wenn man die Dialektik berücksichtigt, welche darin herrscht, so wird man unwillkürlich zu der Annahme gedrängt, sie sei unter dem Einflusse der Schreibweise der Bolognesen jener Zeit entstanden, nämlich der Juristenfamilie Accorsi (Francesco Accorso d. Ae., geb. um 1182, gest. 1259—1263, dessen Söhne Francesco 1225—1293 und Cervot 1240—1287) und des Taddeo Alderotto. Da nun dieser seit etwa 1260 als Lehrer in Bologna auftritt, so ergibt sich als Entstehungszeit für die Anatomia vivorum der Spielraum von 1260—1300.

4. Schlusskapitel.

Nach dem Tode des Galenos, im 3. Jahrhundert, trat ein Stillstand in der anatomischen Thätigkeit und in der schriftlichen Bearbeitung der Anatomie ein. Bald darauf, im 4. und 5. Jahrhundert, vollzog sich eine für die antike Literatur hochbedeutende Aenderung der Buchgestaltung. Die Rollenform wurde aufgegeben, an ihre Stelle trat der haltbare und dauerhafte Codex.') Man kann sich nun leicht

---

') Vgl. *Birt (Th.), D. antike Buchwesen. Berl. W. Hertz. 518 SS. 8⁰. *Thompson (E. M.), Handbook of greek and latin palaeography sec. ed. London 1894. 343 pp. 8⁰.

denken, dass man bei der Kodifikation vor allem die als praktisch erkannten und unumgänglich nothwendigen Schriften in die neue Buchgestalt übertrug und ihrer Aufbewahrung eine besondere Sorgfalt widmete. Die nicht kodificirten Schriftrollen erhielten sich noch eine Zeit lang, sie fielen aber leichter der Zerstörung oder dem Zerfalle anheim, wenn sie nicht vorher eine andersartige Uebertragung erfuhren. Dies ist eine der Hauptursachen, warum besonders die galenschen Schriften, und gerade nur eine bestimmte Anzahl derselben, nämlich die kleinen anatomischen Schriften, dann die Hauptwerke, sich in der Ursprache erhalten haben, während die übrigen nur in arabischen Uebersetzungen vorhanden sind oder deren Bestand noch in späterer Zeit in arabischer Uebersetzung bezeugt ist.

Einen gewissen Einblick in diese Verhältnisse gestattet die Sammlung des Oreibasios. Dieser hat die Werke des Lykos noch benützt, die Geringschätzung jedoch, mit welcher Galēnos den Lykos behandelt (obzwar er einen Auszug aus seinen anatomischen Werken veranstaltet hat), dürfte die Buchmacher abgehalten haben, diesen zu kodificiren. Die Folge davon war, dass die Schriften des Lykos gänzlich untergegangen wären, hätten sich ihrer die Araber nicht angenommen. Aehnlich erging es den 20 Büchern des Marinus. Der Auszug des Galēnos hat das Original verdrängt, es ist der Zerstörung anheimgefallen.[1]

Der Mangel an Kritik bei Erhebung der galenschen Anatomie zum förmlichen Dogma war schuld, dass man sich lange nicht der Mühe unterzog, diese Anatomie auf ihre Richtigkeit zu prüfen. Anderenfalls wäre man wohl früher zur Erkenntniss des Wesens derselben und ihrer Unhaltbarkeit gelangt. Der Kern derartiger Folgerungen lautet etwa:

1. Vor Galēnos wurde Menschenanatomie, wenn auch im beschränkten Maasse getrieben. Dennoch hat die vorgalensche Anatomie eine ganz achtenswerthe Reihe richtiger Beobachtungen theils am Lebenden, theils an der Leiche, theils am Skelet, zu Stande gebracht.

2. Die Schule des Marinus hat sich hauptsächlich mit der Muskelanatomie befasst. Diese wurde an Thierleichen im grossen Umfange ausgeübt und hatte so glänzende Ergebnisse, dass Galēnos in diesem Fache nur wenige Nachträge liefern konnte.

3. Galēnos hat nur Thieranatomie getrieben, und zwar hauptsächlich Knochenanatomie an Fleischfressern, Muskelanatomie an Affen, Gehirnanatomie am Rind. Dem widersprechen nicht die Hinweise auf menschliche Leichen und Skelete in anat. encheirēs.

4. Er trieb die Anatomie ohne genügende Kritik. Er hat nicht nachgeforscht, ob die am Fleischfresser festgestellten Thatsachen auch beim Affen vorkommen, und ob die Befunde bei Fleischfressern und Affen auch für den Menschen gelten.

---

[1] Von d n arabischen Uebersetzungen der griechischen Anatomen ist bisher beinahe nichts veröffentlicht. Viele derselben, obzwar durch arabische Quellen beglaubigt, sind unauffindbar. Steinschneider in Virch. Arch., Bd. 142, S. 114, meint, von den Bibliotheken des Orients sei nicht mehr viel zu erwarten. Dagegen ist zu bemerken, dass laut Mittheilung des Herrn Prof. Th. Puschmann die Moschee Dschâmi Si-di el-Owaib in Kairuân noch viele literarische Schätze bergen dürfte. Es ist Aufgabe der Zukunft, sie der gebildeten Welt zugänglich zu machen.

5. Er hat seinen an Thieren festgestellten anatomischen Befund für absolut richtig gehalten und erklärt, selbst dort, wo er den Thatsachen widersprach, welche von seinen Vorgängern am Menschen als richtig erkannt wurden.

6. Er hat dadurch, dass er seine Funde kritiklos auf den Menschen bezog, eine angeblich für den Menschen giltige, thatsächlich aber aus Einzelnfunden aus Thieren zusammengestoppelte und mit dem Befunde am menschlichen Körper übereinstimmende fiktive Anatomie (s. v. v.) geschaffen.

Diese Anatomie wurde zur Grundlage für die Medicin des byzantinischen, arabischen, romanischen Zeitalters.

Schluss der Einleitung.

II. BYZANTINER.

1. Die anatomische Literatur.

1—4* v. Müller (Iw.), Handb. der class. Alterthumswissensch. München, Beck.
I. v. Ulrichs u. A., Einleitende u. Hilfsdisciplinen. 2. Aufl. 1892. 914 SS. V 1.
Windelband, Gesch. d. alten Philosophie u. s. w. 2. Aufl. 1894. 313 SS. VII.
Christ, Gesch. d. griech. Literatur. 2. Aufl. 1890. 769 SS. IX. 1. Krumbacher u. A.,
Gesch. d. byzant. Literatur. 2. Aufl. 1897. (Im Anhange S. 911—1067 Abriss d. byzant.
Kaisergesch. 1068 1144 Allgem. Bibliographie 1145—1152 Regentenverz. Ein sowohl
inhaltlich als der Einrichtung nach vorzügliches Werk.) gr. 8⁰. 5.* Fabricius (Jo. Alb.),
Bibliotheca graeca. Ed. sec. Hamb. 1708 - 1728. 14 voll. 4⁰. Wichtiges Quellenwerk.
6.* Corlieu (A.), Les médicins grecs depuis la mort de Galien jusqu'à la chute de
l'empire d'Orient. Paris J. B. Baillière 1885. 208 pp. 8⁰. Minderwerthig. 7.* Schultze
(Fr.), Stammbaum d. Philosophie. Tabellar.-schemat. Grundr. d. Gesch. d. Philos.
Leipz. Adalb. Fischer. 1892. 14 Taff. fol. dupl. 8.* Puschmann (Th.), Alexander von
Tralles. Originaltext u. Uebersetzungen nebst einer (286 Seiten langen inhaltsreichen)
einleitenden Abh. Wien, W. Braumüller. 2 Bde., 1878/79. 617 + 620 SS. gr. 8⁰.
9.* Goyau (G.), Chronologie de l'empire romain. Paris, C. Klincksieck 1891. 635 pp.
12⁰. 10.* Klein (Jos.), Fasti consulares. Lips. B. G. Teubner 1881. 13 pp. lex. 8⁰.
11. * Mendelssohn (L.), Parallel-Tabellen zur griech.-röm. Chronologie. Leipz. B. G.
Teubner 1874. SS. 8⁰. 12. *Peter (C.), Zeittafeln der röm. Gesch. m. fortlauf. Belegen
u. Auszügen a. d. Quellen. 5. Aufl. Halle 1875. 118 SS. gr. 4⁰.

Vor allem sei hervorgehoben, dass — trotz vereinzelter gegen-
theiliger Annahmen — keine Anhaltspunkte dafür vorhanden sind,
als hätten die byzantinischen Aerzte je die Anatomie systematisch geübt.
Selbst die diesbezüglichen Hinweise bei Theofilos, welche man dafür
etwa ins Treffen führen könnte, sind nicht stichhaltig, wenn man
erwägt, dass sie nichts sind als Abschriften oder Nachschriften gleicher
Andeutungen und Mahnungen bei Galenos. Nichtsdestoweniger ist
die Literatur der Byzantiner nicht arm an Schriften anatomischen
Inhaltes. Die Erklärung dafür gibt der Sammeleifer und die Lesesucht der Gebildeten.

Zwar gingen bereits unter Arkadios mehrere Bibliotheken zugrunde (Zosimos V), aber fortan bestand die grosse julianische Bibliothek in Konstantinopel, bis auch sie unter Basilikos verbrannte
(Zonar XIV. 2). Die Bibliothek der 12 Gelehrten, welche im Bilder-
sturm auf Befehl Leon III. des Isauriers verbrannt wurde, soll
30.000 Bände enthalten haben (Quellen bei Sprengel, zweite Aufl. II.
289). Trotzdem blieb noch eine reichliche Bücheranzahl in verschie-

denen Klosterbibliotheken, bis unter Konstantin Kopronymos auch diese zugrunde gingen. Nichtsdestoweniger erhielt sich noch eine ganz beträchtliche Anzahl älterer Bücher, und wurden immer wieder neue geschrieben, um den Lesecifer zu stillen.

Mit welchem Eifer gelesen wurde, davon zeugt die Bibliothek des konstantinopler Patriarchen Fōtios (circa 820—891). Er liefert eine Beschreibung und Auszüge von 280 „Werken", welche er sämmtlich gelesen haben soll. Darunter ist Actios mit 16, Oreibasios mit 84 Büchern vertreten.[1]) Es hat beinahe den Anschein, als wäre die Lesesucht und die Schreibseligkeit grösser gewesen als die Lust am selbstständigen Schaffen.

Die literarische Thätigkeit anatomischen Inhaltes in dieser Zeit steht im innigen Zusammenhange mit dem vorangegangenen Zeitraume. Sie ist nichts anderes als ein zwar Blüthen, aber keine Früchte tragender Zweig des lebenden Stammes anatomischen Schaffens, welches mit Galēnos einen inhaltlichen Abschluss erreicht hatte.

Man kann die Richtung irgend eines literarischen Schaffens als produktiv, reproduktiv oder konservativ auffassen. Die erste liefert Neuschöpfungen, die zweite Umarbeitungen, die dritte erhält nur das Geschaffene. Die anatomische Literatur des byzantinischen Zeitraumes verzichtet auf selbstständige Neuschöpfungen. Sie ist reproduktiv oder konservativ.

Die konservative Richtung schreibt erstens die alten Papyrushandschriften auf Pergament ab und bringt dieses in Buchform, zweitens lässt sie von Zeit zu Zeit immer wieder neue Abschriften anfertigen und vereint sie theils vollständig, theils Auszüge daraus in Sammelwerken oder Sammlungen. Solche Sammlungen sind die des Oreibasios (um 350), Actios (um 450—500), Paulos von Aigina (7. Jahrhundert) und des Nikētas (800—950).

Die Sammlung des Nikētas[2]) wahrt besonders den Standpunkt ausschliesslichen Aneinanderreihens. Vom rein chirurgischen Standpunkte zusammengestellt, vereinigt sie Theile aus den Schriften des Hippokrates, Apollonios von Kitium (unlängst herausgegeben von H. Schöne), Soranos, Rufos, Galēnos, Oreibasios, Paulos, Palladios, an anatomischen Schriften folgende:

1. Rufos von Efesos *a)* Ueber die Benennungen der Körpertheile des Menschen; *b)* über die Knochen (Nr. 386, 387).

2. Galēnos, Ueber die Knochen (Nr. 360).

Sammlungen anatomischer Schriften rein konservativen Inhaltes hat die byzantinische Periode nicht angelegt.

Die reproduktive Richtung umfasst erstens Lehrbücher der Anatomie, zweitens naturgeschichtliche Schriften anatomischen — mehr oder weniger vorwiegenden — Inhaltes. Sie steht unter folgenden Einflüssen:

---

[1]) Sein Bericht üb. d. Dyktyaka des Dionysios Aigeos wurde in der Einleitung erwähnt. Von Galēnos kennt er auffallenderweise nur peri haireseōn. Das therapeutische Handbuch „Anthrōpos" des Theōn Archiater von Alexandrien stellt er der Synopsis des Oreibasios gleich.

[2]) *Veterum medicor chirurgica quaedam antehac desiderata graeca et latins — e collectione Nicetae — editi ab Ant. Cocchio — Florent. a 1754. Ex typogr. imper. 173 pp. f.

1. **Aristotelēs.** Seine Schriften aus der Bibliothek des gestorbenen Theofrast in die des Neleus, dann in den Besitz von dessen Erben übergangen, von ihnen versteckt, um 100 v. Chr. durch Apellikon entdeckt, nach Athen gebracht, bei der Eroberung der Stadt von Sulla geraubt, nach Rom gebracht (86 v. Chr.), von Tyrannion auf ihren Werth erkannt und auf dessen Anregung von Andronikos katalogisirt und durch ihn vervielfältigt, gaben einen neuen Anstoss zum Studium des Aristoteles und einer schnell wachsenden Literatur, welche sich mit ihm befasst und bereits im 3. Jahrhundert üppig angeschwollen **war.**

Dieser Richtung gehört die Einleitung in die Anatomie (Eisagogē anatomikē), welche von einem Unbekannten verfasst, von Lauremberg zum erstenmale herausgegeben wurde. Sie enthält eine knappe Zusammenstellung der anatomischen Lehrsätze des Aristotelēs, ohne jedoch tiefer in den Gegenstand einzudringen. Der Verf. dürfte ein Grammatiker gewesen sein, welcher um das Jahr 300 gelebt hat, und etwa in die Nähe des Porfyrios zu versetzen ist.

2. **Christenthum.** Die nachfolgenden Schriften sind mit einer Ausnahme alle von Christen verfasst. Die naturfilosofischen tragen sogar, trotzdem einzelne von neuplatonischen Ideen durchsetzt sind, ein auffallend christliches Gepräge. Jene Ausnahme bildet Oreibasios, der Leibarzt Julian des Abtrünnigen.

3. **Neuplatonismus.** Er ist begründet durch Ammonios Sakkas (175—250), dauert bis zum Schlusse der Schule von Athen (529) und beeinflusst einzelne naturfilosofische Schriften.

4. **Galenismus,** nicht gleich nach dem Tode des Galenos (201 bis 210) geltend geworden, sondern erst nach Bearbeitung der galenschen Schriften durch Oreibasios (etwa 360—363). Er beherrscht dann die Anatomie, wenn auch nicht allein, so doch vorwiegend derart, dass er ihr durch ein Jahrtausend ein kennzeichnendes Gepräge verleiht.

5. **Teleologie.** Die Zweckmässigkeitslehre, bereits von Platon, Aristotelēs, Galenos vertreten, fand in der christlichen Lehre von Gottes Allweisheit und Vorsehung einen neuen Nährboden. Sie ist in den anatomischen Schriften des byzantinischen Zeitraumes stark vertreten, artet jedoch erst bei den Arabern aus.

Die anatomischen Lehrbücher dieser reproduktiven Richtung bauen sich wesentlich auf Galenos auf.

Das erste Lehrbuch ist in der Sammlung des Oreibasios (synagōgai iatrikai, Buch 24, 25) enthalten. Es wurde im Auftrage des Kaisers Julian nach dessen Erhebung gegen Constantius verfasst und vor dem Tode des Kaisers beendet (April 360 bis 26. Juni 363). Durch Oreibasios wurde Galenos eigentlich erst in die Anatomie eingeführt. Thatsächlich haben zu jener Zeit mehrere anatomische, seither zum Theile in Verlust gerathene anatomische bedeutende Werke bestanden, und zwar die des Galenos, Lykos, Marinos, Rufos, Sōranos. Sie wären vielleicht unter dem Druck des Christenthums, des Aristotelismus und Neuplatonismus, und bei dem geringen Ansehen der Anatomie bei den Byzantinern ohneweiters zugrunde gegangen, hätte nicht der rückfällige Julianus auf die heidnische Zeit zurückgegriffen und dem Oreibasios die Zusammenstellung von Auszügen aus Galenos befohlen. Zu diesem Zwecke hat nun Oreibasios seiner Sammlung auch eine Anatomie einverleibt, für deren Zusammenstellung hauptsächlich alle anatomischen Werke des Galenos, dann Rufos, für die weiblichen Geschlechtstheile auch Soranos benützt sind. Dabei hält sich der Kompilator streng an die Urschriften. Die Eintheilung ist folgende:

I. Eingeweidelehre:
    a) Gehirn, Rückenmark;
    b) Brusteingeweide;
    c) Baucheingeweide;
    d) Geschlechtstheile.
II. Knochenlehre.
III. Muskellehre.
IV. Nervenlehre.

Die anatomische Kompilation des Oreibasios hat jedoch im Mittelalter nie eine besondere Rolle gespielt. Sie ist auch dem Inhalte nach ein verunglückter Versuch, ein Handbuch der Anatomie nach bewährten Quellen, aber ohne Kritik zusammenzustellen. Selbst die viel übersetzenden Araber haben den Synagōgai iatrikai kein besonderes Augenmerk gewidmet. Noch am Ende des 10. Jahrhunderts waren diese als Ganzes unauffindbar und nur die um die Mitte des 9. Jahrhunderts veranstaltete theilweise Ueberstzung des Honein bekannt (s. Honein ben Ischak).

Das zweite Lehrbuch ist die alexandriner Encyklopädie der „sechzehn Bücher" des Galēnos. Sie ist anfangs des 7. Jahrhunderts von einer Gelehrtenvereinigung, darunter Joannes medicus s. grammaticus Alexandrinus,[1]) zusammengestellt und besteht aus folgenden galenschen Werken:

1. περὶ αἱρέσεων τοῖς εἰσαγομένοις.
2. τέχνη ἰατρική.
3. περὶ τῶν σφυγμῶν τοῖς εἰσαγομένοις.
4. τῶν πρὸς Γλαύκωνα θεραπευτικῶν β'.
5. περὶ τῶν καθ' Ἱπποκράτην στοιχείων β'.
6. περὶ κράσεων γ'.
7. περὶ δυνάμεων φυσικῶν γ'.
8. Fünf Bücher über Anatomie:
    α) περὶ ὀστῶν τοῖς εἰσαγομένοις.
    β) περὶ μυῶν ἀνατομῆς.
    γ) περὶ νεύρων ἀνατομῆς.
    δ) περὶ φλεβῶν ἀνατομῆς.
    ε) περὶ ἀρτηριῶν ἀνατομῆς.
9. Sechs Bücher über die Ursachen und Zeichen der Krankheiten:
    α) περὶ διαφορᾶς νοσημάτων.
    β) περὶ τῶν ἐν τοῖς νοσήμασιν αἰτίων.
    γ) περὶ συμπτωμάτων διαφορᾶς.
    δ—ϛ)περὶ αἰτίων συμπτωμάτων.
10. περὶ (διαγνώσεως) τῶν πεπονθότων τόπων ϛ'.

---

11. *περὶ τῶν σφυγμῶν:*
    α) περὶ διαφορᾶς σφυγμῶν δ'.
    β) περὶ διαγνώσεως σφυγμῶν δ'.
    γ) περὶ τῶν ἐν τοῖς σφυγμοῖς αἰτίων δ'.
    δ) περὶ προγνώσεως σφυγμῶν δ'.
12. *περὶ διαφορᾶς πυρετῶν β'.*
13. *περὶ κρίσεων γ'.*
14. *περὶ κρισίμων ἡμερῶν γ'.*
15. *θεραπευτικῆς μεθόδου ιδ'.*
16. *ὑγιεινῶν ϛ'.*

Die fünf anatomischen Schriften sind, wie bereits erwähnt, dadurch zu Stande gekommen, dass die Schrift über die Gefässe getheilt wurde. Sie nehmen in der ganzen Sammlung je nach den Berichterstattern einmal den fünften, das anderemal den achten Platz ein. Sie spielen später noch eine bedeutende Rolle und wurden sowohl ins Arabische als ins Hebräische übersetzt.[1]

1. Anmerkung. Ein nicht näher bezeichnetes kleines Buch der Anatomie (des Galēnos) in einem Traktat empfiehlt Josef ibn Aknin, Schüler des Maimonides. Steinschneider, Virch. Arch., Bd. 142, S. 284, verweist diesbez. auf Ersch u. Gruber, S. 52, A. 47.

2. Anmerkung. Literatur über die „sechzehn Bücher". * Leclerc, Hist. d. l. méd. ar. I, 45, 51 ff. * Klamroth (M.), Ueb. d. Auszüge aus griech. Schriftstellern bei al-Ja'qûbî. Ztschr. d. D. Morgenl. Ges., 40. Bd. 1886, S. 189—223, 612—638. * Steinschneider (M.), D. griech. Aerzte in arab. Uebersetzungen. Virch. Arch., Bd. 124, Berl. 1891, S. 115—136, 268—296, 455—487.

Die naturgeschichtlichen Werke anatomischen Inhaltes sind:

1. Grēgorios, Bischof von Nyssa, um 332—395.	*περὶ κατασκευῆς ἀνθρώπου.*[2]
2. Nemesios, Bischof von Emera, um 375—400.	*περὶ φύσεως ἀνθρώπου.*
3. Meletios, Mönch im Kloster zur heiligen Dreifaltigkeit bei Tiberiopolis in Frygien, um 600—800.	*περὶ τῆς τοῦ ἀνθρώπου παρασκευῆς.*
4. Theofilos (kön. Prōtospatharios und Archiater?).	*περὶ τῆς τοῦ ἀνθρώπου παρασκευῆς.*

Diese vier Schriften stehen miteinander im engsten Zusammenhange. Ihre Verff. sind christliche Theologen. Eine Ausnahme macht vielleicht Theofilos. Indes ist sein Stand nicht sichergestellt. Die Sage nennt auch ihn einen Mönch, die fromme Gläubigkeit seines Werkes reiht ihn auch ohne dieses seinen Vorgängern würdig an. Weiters stimmt der Inhalt auffallend überein. Nirgends ist die Anatomie Hauptsache, sondern überall nur der Grund, auf dem sich Erörterungen allgemeiner Natur aufbauen. Sie beziehen sich auf 1. Theologie, 2. Filosofie, 3. Fysiologie. Bei Gregorios überwiegt die Theologie, bei Nemesios schon die Filosofie. Bei Meletios werden bereits beide

---

[1] Handschriften: *a)* Brit. Mus. n. 1356; *b)* Florenz n. 335, hier fehlt jedoch die Muskellehre; *c)* Berlin laut Peterm. II 521 arabisch; *d)* Konstantinopel, arab. laut Steinschneider a. a. O., S. 281; *e)* hebräisch Wiener Hofbibl. n. 134, 29.

[2] Der richtige Titel wäre eigentlich *περὶ τῆς τοῦ ἀνθρώπου παρασκευῆς* oder *κατασκευῆς.* Die Ausgabe von Oehler führt jedoch obige Ueberschrift.

durch die Fysiologie in den Hintergrund gedrängt und bei Theofilos gibt diese den Ausschlag. Entsprechend der christlichen Grundlage herrscht über allem die Teleologie.

Der Grund für diese Richtung — man könnte sie die volksthümlich wissenschaftliche nennen — ist in der Patristik, in der Literatur der Kirchenväter zu suchen. Ihr unwillkürlicher Urheber wurde Basileios der Grosse, Erzbischof von Ceasarea (371—379), durch sein Werk über die sechs Tage der Weltschöpfung (Hexaëmeron), in welchem die Betrachtung über den Menschen fehlt. Diese Lücke auszufüllen unternahm sein Bruder Gregorios. Das dreissigste und letzte Kapitel widmete er einer Betrachtung über unseren Körperbau, ohne Angabe der Quellen, aus denen er schöpft.

Ausführlicher spricht sich Nemesios über seine Quellen aus. Er stützt sich auf eine erstaunlich grosse Anzahl von Schriften. Seine Kenntnisse über die Beschaffenheit des Menschen entnimmt er jedoch nicht anatomischen Schriften, sondern der Thierkunde des Aristoteles und dem Buche des Galenos über den Nutzen der Körpertheile. Die ehemals hervorgehobene Wichtigkeit einzelner Stellen für die Geschichte der Fysiologie löst sich bei näherer Betrachtung in Nichts auf.

Der von den Filologen der Neuzeit bevorzugte Meletios verdankt seine anatomischen Kenntnisse ebenfalls nicht den richtigen Quellen, sondern zum Theile dem Aristoteles, zum Theile einem Auszuge aus dem Buche des Soranos über die Benennungen der Körpertheile des Menschen, weiters dem Buche des Galenos über die Verwendung der Körpertheile.

Die enge Anlehnung an letztere Schrift tritt am deutlichsten hervor bei Theofilos. Sein Werk ist eigentlich nichts anderes als eine knappe Umarbeitung von Galens peri chreias morion. Als solche verliert sie wesentlich an der ihr bisher beigemessenen Bedeutung. Einzelne Stellen, welche durch die Sicherheit ihres Vortrages die Vermuthung erregt haben, man habe es bei Theofilos mit selbstständigen Gedanken oder Forschungsergebnissen zu thun, lassen sich durchwegs auf jenes Vorbild zurückführen. Also auch hier fehlt jegliche Originalität.

Fasst man das Gesagte zusammen, so gelangt man zu dem Schlusse, dass die Anatomie bei den Byzantinern nur eine sehr untergeordnete Rolle spielt. Einen gewissen Antheil nehmen daran die Chirurgen, so weit sie ihrer für ihre praktischen Bedürfnisse bedürfen (Sammlung des Nikētas). Auch die allgemein medicinischen Encyklopädien betrachten sie als unumgänglichen Bestandtheil (Oreibasios, die alexandrinische Encyklopädie). Merkwürdigerweise ist sie jedoch in keiner dieser Sammlungen an erster Stelle eingereiht, sondern der Ordnung nach als Beiwerk eingeschaltet. Selbst bei den bedeutenderen Aerzten dieser Zeit, z. B. bei Alexander von Tralles, findet man nur geringe Hinweise auf anatomische Thatsachen. Von selbstständigen Forschungen auf dem Gebiete der Zergliederungskunst findet sich kaum eine Spur (vgl. Oreibasios).

Ein wesentliches Hinderniss für die Ausübung der Anatomie war das in die Schriften der Kirchenväter niedergelegte Urtheil über dieselbe. Einerseits schüttet Tertullianus (um 160—230) seinen ganzen Hass gegen die Anatomen aus und begleitet sie mit übler

Nachrede,[1]) andererseits erklärt Gregorios von Nyssa, die Kirche sei die Lehrerin über alle Dinge, auch über die Anatomie, man bebedürfe für nichts, auch nicht für die Anatomie einer von ausserhalb kommenden Belehrung. Das waren jedenfalls goldene Körner für die Bequemen. Schliesslich war der Bestand an älteren anatomischen Werken noch so bedeutend, dass bei dem geringen Triebe der byzantinischen Mediciner, Neues zu erforschen und zu schaffen, in der wissenschaftlichen Anatomie allmählich eine gewisse Oede eintreten musste. Für den Wissensdurst ferner stehender Kreise haben die Schriften der letztgenannten Gruppe vollauf genügt. Das Interesse, welches sie der Anatomie entgegenbrachten und die volksthümliche Weise, mittelst deren sie diese in breitere Schichten trugen, muss uns dennoch eine nicht geringe Achtung vor dem Bildungszustande jener Zeit einflössen.

Die Periode, welcher die vorigen Erörterungen gelten, umfasst die Zeit bis zum Emporkommen der makedonischen Dynastie (395 bis 867) und deren Regierung (867—1056). Unter den Komnenen (1057—1185), Angelen (1185—1204), sowie unter den lateinischen Kaisern (1204—1384) scheint man der Anatomie kein besonderes Augenmerk gewidmet zu haben. Erst um die Mitte des 15. Jahrhunderts begegnet man wieder einem Werke anatomischen Inhaltes, allerdings in einer nichts weniger als streng wissenschaftlichen Form. Es ist dies das vom Grafen Georg Sanguinatius dem Papste Nikolaus V. (1447—1455) gewidmete Gedicht über die Körpertheile des Menschens unter dem Titel:

$$\text{'}Oνομασίαι\ τῶν\ μελῶν\ τοῦ\ ἀνθρώπου.\text{[2])}$$

Es entspricht der Richtung eines Nikeforos Blemmydes, Maximos Planudes u. A., welche die seit jeher beliebten medicinischen Lehrgedichte in eine streng kanonische Form gefasst, einen Kanon über den Aderlass, ja sogar einen kirchlichen Kanon über den Urin hinterlassen haben.

Der Einfluss, den die anatomische Literatur der Byzantiner auf andere Völker übt, ist gering. Man begegnet zwar mehrfach der Behauptung, die Araber hätten ihre Anatomie ausser aus Galenos auch aus Oreibasios entnommen, letztere Angabe ist aber nicht ganz richtig. So sagt Puccinotti (II 102): „essendo stata l'anatomia non coltivata mai da nessun Arabo, ma solamente copiata e non sempre esattamente da Galeno e da Oribasio.” Freind behauptet, Râzí habe seine Anatomie aus Hippokrates, Galenos, sowie dem 24. und 25. Buch der Sammlung des Oreibasios geschöpft (p. 222). Sprengel gibt an, „die 10 Bücher des Râzí an den Mansor enthalten . . . eine sehr dürftige, aus dem Oribasios copirte Anatomie” (II 406). Da-

---

[1]) An der oft citirten Stelle de anima cap. 4. Herophilus ille medicus aut lanius qui septingentos (al. sexcentos) exsecuit ut naturam scrutaretur, qui hominem odiit ut nosset, nescio an omnia interna eius liquido explorarit, ipsa morte mutante quae vixerant, et morte non simplici, sed ipsa inter artificia exectionis errante philosopho etc.

[2]) Herausgegeben von Ch. Daremberg. Archives des missions scientifiques 3 1852—1854) 1—16; wiederholt S. 121—136 in Notices et extraits des mss. médicaux grecs latins et franc. des princip. bibliothèques d'Europe. I° partie. Mss. grecs d'Angleterre. Paris 1853.

gegen spricht aber, dass von den Hebdomekonta des Oreibasios noch zur Zeit des Alí ben el-Abbâs (gest. 994) kein vollständiges Exemplar zu finden war, und sich daraus nur der Abschnitt über die Eingeweideanatomie (B. 24) erhalten hatte, dass auch der Fihrist des Nadim (987) nur diesen kennt.[1]) Einen wichtigen Einfluss hingegen üben auf die Araber die anatomischen Bücher des Galēnos in der Fassung die alexandriner Encyklopädie.

2. Die anatomischen Schriftsteller.

Der Anonymus des Lauremberg.

* Anonymi Introductio anatomica graece et latine, item Hypatus de partibus corporis graece et latine, c. not. Wilh. Trilleri et Jo. Steph. Bernard. Acced. Figurae anat. cum explicatione graeca, nunc primum ex cod. mss. bibl. Leidensi editae. Lugd. Bat., ap. Ph. Bonk 1744. 152 pp, 3 tab. index, addenda. 8º. Aeltere Ausgaben das. u. Haes. I 455.

Unter dieser Bezeichnung verdient der unbekannte Verf. einer Einleitung in die Anatomie angeführt zu werden, welche unter folgendem Titel gedruckt ist:

$$Ἀνωνύμου \ εἰσαγωγὴ \ ἀνατομική.$$

Sie wurde von dem Anatomen Peter Lauremberg (1585—1639) nach einer angeblich aus Frankreich mitgebrachten Handschrift im Jahre 1616 zum erstenmale herausgegeben und übersetzt. Bald nach der Veröffentlichung tauchte der Verdacht auf, L. habe eine Fälschung begangen und sei der eigentliche Urheber dieser Schrift. Die letzte, durchaus kritische Ausgabe von Triller und Bernard macht jedoch (in den Schlussbemerkungen) mit Recht geltend, aus der Uebersetzung des L. gehe hervor, dass er den griechischen Text selbst nicht verstanden hat, daher er ihn nicht gemacht haben kann.

Die Historiker stehen dieser Schrift gegenüber auf einem unentschiedenen Standpunkt. Goelicke[2]) hat sich 1713 mit einem ganz kurzen Hinweis begnügt. Nach Sprengel[3]) scheint sie ins 4. Jahrhundert zu gehören, und ihr Verf. ist vielleicht Oreibasios selbst. Haeser[4]) bemerkt einfach, die Schrift sei dem Oreibasios mit Unrecht beigelegt worden.

Wie der Titel richtig angibt, behandelt der Verf. die Anatomie keineswegs systematisch und eingehend, sondern er gibt nur einleitende Vorbegriffe für die Anatomie, ohne sich auf Einzelnheiten einzulassen. Dabei schliesst er sich so eng an Aristoteles an, dass er ihn zumeist wörtlich abschreibt. Das Ganze ist eigentlich nichts anderes als eine Zusammenstellung der anatomischen Angaben aus diesem Autor. Nur an wenigen Orten ist der Zusammenhang mit diesem Vorbilde nicht nachweisbar. Hie und da nur trägt der Verf. gegentheilige, eigene Meinungen vor. So widerspricht z. B. Aristoteles der Behauptung der Hippokratiker[5]) und ihrem falschen Nachweis,

---

[1]) Syrische Uebersetzung von Honein (809—873) und Isa ben Ja'hja.
[2]) Hist. anat. p. 41, § 45.
[3]) Gesch. d. Arzneik. 3. Aufl. II. 1823, S. 261.
[4]) Gesch. d. Med. 3. Bearb. I. 1875, S. 455.
[5]) Das Herz, k. 2.

dass eine wenn auch geringe Menge des Getränkes durch die Luftröhre in die Lunge dringe. Dem Verf. der „Einleitung" hingegen
scheint letzteres nicht ganz lächerlich.[1] Sprengel meint, die Abhandlung vom Nutzen des Bauchfelles, k. 8, sowie die recht gute
Beschreibung des Trommelfelles, k. 54, scheine dem Verf. eigenthümlich zu sein. Dies ist unbegründet. Vgl. Hippokrates, beziehungsweise das Buch über das Fleisch,[2] wo bereits das Trommelfell und
dessen Lage beschrieben ist.

Die Ausdrucksweise ist nicht mehr die eines klassisch gebildeten
Hellenen. Hervorzuheben ist, dass Anhaltspunkte für einen Zusammenhang mit Galēnos, beziehungsweise für eine Anlehnung an ihn fehlen.
Damit fällt aber auch die Ansicht, dass der Verf. Oreibasios sei, denn
dieser war ein ausgesprochener Verehrer gerade des Galenos. Hat
er ja doch ihm und nicht dem Aristotelēs den Weg für die Zukunft
gebahnt.

Die Trockenheit dieser Schrift, zufolge welcher sie nichts anderes
ist als aneinandergereihte, zu einem Ganzen verbundene Auszüge aus
Aristoteles, übt den Eindruck, als sei sie nicht von einem Arzt,
sondern von einem Grammatiker zusammengestellt, und zwar von
einem jener zahlreichen Verff. gesammelter Ueberschriften (ana-
grafai = indices), Kommentare (hypomnēmata = commentarii), Sinn-
umschreibungen (parafraseis) der Werke des Aristotelēs, welche nach
86 v. Chr. durch Andronikos in Schwung kamen und im 3. Jahrhundert bereits einen beträchtlichen Umfang erreichten.[3] Ich wäre
nicht abgeneigt, die Verfassung einem dieser Aristotelēsforscher zuzuschreiben, und möchte sie in die Nähe des Porfyrios (233—325)
verweisen. Er hat eine durch Hermeias eingeleitete Einleitung in die
Kategorien des Aristoteles geschrieben. Es liegt nun ziemlich nahe,
ihm auch die Einleitung in die Anatomie des Aristoteles beizulegen.
Dafür spricht, abgesehen von dem Gesagten, jedenfalls die Aehnlichkeit der Titel:

$$\text{Εἰσαγωγὴ εἰς τὰς κατηγορίας}$$
$$\text{Εἰσαγωγὴ ἀνατομικὴ.}$$

Inhaltsübersicht.

A.

1. Eintheilung der Körpertheile in einfache und zusammengesetzte, ungleichartige
und gleichartige. Eintheilung des Körpers: Bauch, Brust, Kopf, Glieder. 2. Die Bauchgegend. 3. Bauchhaut. 4. Haut, Haare. 5. Unterhautfett. 6. Die Fleischtheile. 7. Die
Bauchmuskeln. Nur vier erwähnt, aber nicht beschrieben. 8. Peritonaion. 9. Eintheilung
der Baucheingeweide in Ernährungswerkzeuge (Epiploon, Därme, Mesenterion, Pankreas, Nieren, Ureteren, Harnblase, Milz, Leber, Venen, Gallenblase, Magen) und Ge-
schlechtswerkzeuge. 10. Epiploon. 11. Thätigkeit der Milz, Aufzählung der Därme.
12. Mesenterium. 13. Pankreas. 14. Nieren. 15. Harnleiter. 16. Harnblase. 17. Milz.
18. Leber. 19. Pfortader, Hohlvene. 20. Gallenblase. 21. Magen. 22. Männliche Geschlechtstheile. 23. Samengänge (unsere Samenblutgefässe). 24. Nebenhoden (οἱ δε
παρασταται τοις διδυμοις ἐξωθεν περιστασιν, ἐν τη καλουμενη ὀσχεα. Vgl. Arist. Thierk.

---

[1] k. 43. Ueber diesen Gegenstand vgl. die Prolegomena in * Theophili de urinis
libellus. Thomas Guidotius Anglo-Britannus, innumeras, quibus hactenus scatuit,
mendas sustulit, cui accessit ejusdem Theophili de excrementis tract. Lugd. Bat.
1703 8.

[2] 15 L VIII 602.

[3] Vgl. Christ, S. 423.

III 1). 25. Hoden. 26. Poroi spermatikoi = Schwanz der Nebenhoden. 27. Prostatai. 28. Männliches Glied. 29. Gebärmutter. 30. Weibliche Scham.

B.

31. Brustkorb, Inhalt im Allgemeinen. 32. Brust, ihre Breite beim Menschen und beim Thiere. 33. Brüste. 84. Brustmuskeln. Eintheilung in die den Rippen aufliegenden und in die Zwischenrippenmuskeln. 35. Knochen, allgemeine Uebersicht des Skelets. 36. Zwerchfell. 37. Rippenfell. 38. Thymus. 39. Herz. 40. Arterien. 41. Lunge. 42. Hals. 43. Luftröhre. 44. Speiseröhre.

C.

45. Kopf im Allgemeinen. 46. Behaarung des Kopfes. 47. Hirnhäute. 48. Schädel, Hauptnähte. Bemerkung, dass der Schädel nicht aus 4, sondern aus 8 Knochen besteht: 1 Stirnbein, 2 Scheitelbeine, 1 Hinterhauptbein, 2 Schläfebeine, 1 Keilbein, 1 Siebbein (vgl. Arist. Thierk. III 7). 49. Hirnhäute. 50. Gehirn. 51. Rückenmark. 52. Gesicht. 53. Augen, 6 Augenhäute und 3 Feuchtigkeiten genannt. 54. Ohr, Ohrmuschel, Trommelfell. 55. Nase. 56. Kiefer, Lippen, Zunge, Epiglotis (letztere ein Theil der Zunge), Zäpfchen. 57. Zähne, Zahnwechsel. Bemerkung, dass das männliche Geschlecht mehr Zähne besitzt als das weibliche. (Aristoteles hebt allerorten die fysische Minderwerthigkeit des Weibes hervor.) 58. Zunge im Besonderen.

D.

59. Gliedmassen, Gliederung der Arme. 60. Gliederung der unteren Gliedmassen.

Oreibasios.

* **Ausgabe des Rasarius**, 3 Bände, 1557. 8⁰, lat.

I. Oribasii Sardiani — opera quae extant omnia, tribus tomis digesta, Joanne Baptista Rasario interprete. Primus habet Synopseos ad Eustathium fil. libros — item duos libellos de machinamentis et laqueis —. Basileae ap. Mich. Isingrinum A. d. 1557. 336 + 104 pp. + index. Das letzte Blatt vorn leer, hinten Signet. II. Tomus II. Oribasii Sardiani Collectorum ad Imp. Julian. Caes. Aug. Lib. XVII. J. B. Rasario — interprete. Bas. ap. M. Isingr., A. d. 1557. 931 pp. III. Oribasii Sardiani ad Eunapium tom. tertius, continens Euporista — J. B. Rasario — interprete. Bas. ap. M. Isingr. A. d. 1557. 256 pp + Observationes + index.

* **Collectio Stephaniana** 1567 folio, lat.

Medicae artis principes post Hippocratem et Galenum. Graeci latinitate donati: Aretaeus, Ruffus Ephesius, Oribasius — Anno 1567. Excud. Henr. Stephanus —. 768 + 696 + 865 + 845 + 433 pp + index + Corn. Celsi interpr. ex Hippocr.

* **Ausgabe von Bussemaker und Daremberg**, 6 Bände 1851—1876 lex 8⁰., griech. u. franz. Der anat. Theil im B. 3.

Oeuvres d'Oribase. Text grec, en grande partie inedit, coll. sur les mss., trad. pour la prem. fois en franç. Av. une introd., des notes, des tables et des pl., p. l. docteurs Bussemaker et Daremberg. Tome troisième. Paris — A l'imprimerte impériaie 1858. XXVII + 723 pp.

Es genügt für die folgenden Auseinandersetzungen hervorzuheben, dass Oreibasios in Pergamon (nicht in Sardes) geboren, in Alexandrien studirt hat und um 355 in Athen Leibarzt des nachmaligen Kaisers Flavius Claudius Julianus (Apostata) wurde. Dieser starb den 26. Juni 363.[1]) Unter Flavius Valentinianus und Flavius Valens verbannt, ward er schliesslich wieder zurückberufen. Man setzt seine Lebenszeit in die Jahre 326—403, seine schriftstellerische Hauptthätigkeit in die Jahre 360—363.

Die Werke dieses erstaunlich fleissigen Kompilators sind in vielen Ausgaben vorhanden. Für geschichtliche Untersuchungen kommen nur

---

[1]) Ueber Julian vgl. * Auer (Joh. Ev.) Kaiser Julian der Abtrünnige im Kampfe mit den Kirchenvätern seiner Zeit. Wien, W. Braumüller 1855, 452 S. 8⁰. * Strauss (D. F.) Der Romantiker auf dem Throne der Caesaren oder Julian der Abtrünnige, Mannh. 1847. Dritte Aufl. Bonn 1896.

die drei angeführten in Betracht. Vollwerthig ist nur die von Bussemaker und Daremberg, wo man reichlich weitere Einzelnheiten findet.

Das Hauptwerk des Oreibasios ist die aus 70 Büchern bestehende
Sammlung mit der Ueberschrift

$$\Sigma v \nu \alpha \gamma \omega \gamma \alpha i \; i \alpha \tau \varrho \iota \varkappa \alpha i.$$

Das 24. und 25. Buch umfasst die Anatomie in Auszügen aus
bewährten Schriftstellern in nachstehender Reihenfolge:

24. Buch Eingeweidelehre. Kap. 1—30 aus Galēnos, 31, 32 aus
Sōranos, 33 aus Lykos.

25. Buch, Kap. 1. Anatomische Nomenklatur aus Rufos, Kap. 2—61
Knochen, Muskeln, Nerven, Gefässe aus Galēnos.

Eingehende Nachweise der benützten Schriften bei B. und D. III,
p. XII u. ff.

Das Angeführte genügt, um anzudeuten, dass der Inhalt des 24.
und 25. Buches seinem Wesen nach auf Selbstständigkeit ebenso wenig
Anspruch macht, wie der der vorhergehenden Bücher. Es entsteht
jedoch erstens die Frage, was war die Absicht des Oreibasios bei Zusammenstellung des 24. und 25. Buches, in welcher Weise hat er seinen
Stoff gewählt und behandelt, schliesslich wie verhält er sich gegenüber
diesem Inhalte?

Vor allem beachte man, dass er den Rufos, Sōranos, Lykos, Galēnos, durchwegs anatomische Schriftsteller des 2. Jahrhunderts, benützt, deren letzter, Galēnos, bald nach 200 gestorben ist. Zwischen
dem Tode Galens und der Kompilation des Oreibasios gähnt ein
150jähriger Zeitraum, während dessen nicht nur nichts Bedeutenderes
geleistet wurde, als die Genannten zu Stande gebracht haben, ja,
während dessen das Interesse an der Anatomie durch jene für vollwerthig gehaltenen Arbeiten gänzlich befriedigt war. Daher die Wahl
des Stoffes. Mit diesem verfährt nun Oreibasios folgendermassen:

1. Ein grosser Theil ist eine sehr kunstvolle Zusammenschweis-
sung aus mehreren Schriften. Dies gilt besonders von der Eingeweidelehre XXIV 1—28. Wie der Verf. hier vorgeht, ergibt sich aus dem
folgenden Skelet dieses Abschnittes. Es bedeutet:

A = $\pi \varepsilon \varrho i \; \dot{\alpha} \nu \alpha \tau o \mu \iota \varkappa \tilde{\omega} \nu \; \dot{\varepsilon} \gamma \chi \varepsilon \iota \varrho \dot{\eta} \sigma \varepsilon \omega \nu.$
O = $\pi \varepsilon \varrho i \; \dot{o} \sigma \varphi \varrho \dot{\eta} \sigma \varepsilon \omega \varsigma \; \dot{o} \varrho \gamma \acute{\alpha} \nu o \upsilon.$
X = $\pi \varepsilon \varrho i \; \chi \varrho \varepsilon \acute{\iota} \alpha \varsigma \; \tau \tilde{\omega} \nu \; \dot{\varepsilon} \nu \; \dot{\alpha} \nu \vartheta \varrho \acute{\omega} \pi o \upsilon \; \sigma \acute{\omega} \mu \alpha \tau \iota \; \mu o \varrho \acute{\iota} \omega \nu.$
Eld = E libro deperdito.

A X A X O X Comm. in Epid. A X O X O X O Eld. A X A X A X Eld.
X A X Eld? A X A X A X A X A X A X A X A X Nat. fac. X. Nat. fac.
X Eld. X A X A X A X Eld A X A X A X A X A X A X A X.

2. Einzelne Abschnitte sind einfache Auszüge aus den einschlägigen Sonderabhandlungen der benützten Schriftsteller.

a) Dahin gehören die Abschnitte über die Knochen, Muskeln,
Nerven, Gefässe, welche den diesbezüglichen Schriften Galens entnommen sind.

b) Die Gebärmutter ist in zwei Kapiteln behandelt, einmal nach
Galēnos, das anderemal nach Sōranos, offenbar deshalb, weil die Angaben der beiden Autoren nicht miteinander übereinstimmen, und
Oreibasios nicht in der Lage war, sich über den thatsächlichen Sachverhalt ein eigenes Urtheil zu bilden. Für diese Annahme stimmt

auch das Kapitel XXIV 33, welches jedenfalls nur dazu angehängt ist, um die einander widersprechenden Angaben des Galēnos und Sōranos über die Länge der weiblichen Scheide durch die Angabe des Lykos über die Länge des männlichen Gliedes zu vervollständigen.

Aus 1. ersieht man die Absicht, auf Grund des vorhandenen Stoffes ein neues Lehrbuch der Anatomie zu schreiben. In der Durchführung wurde jedoch der Verf. unterbrochen, als er beim Abschnitte über die weiblichen Geschlechtstheile angelangt, bemerkte, dass die Fachschriftsteller über diesen Gegenstand nicht einig sind. Er begnügte sich nun, einfach wiederzugeben, was er bei Galēnos, Soranos, Lykos fand. Das 25. Buch zeugt neuerdings von der ursprünglichen Absicht, indem Oreibasios zuerst für eine Einleitung den Rufos zu Rathe zieht und daran Abhandlungen über einzelne Organe anschliesst. Ein systematischer Vorgang ist also unverkennbar.

Die mangelhafte Beherrschung des zugrunde liegenden Stoffes bringt es mit sich, dass es dem Oreibasios nicht gelungen ist, ein — wenn auch nur kompilatorisches, aber doch stofflich geordnetes und abgerundetes — Lehrbuch der Anatomie zu schreiben. Dazu hat ihm übrigens die Hauptsache gefehlt, nämlich die ausschliessliche Beschäftigung mit dem Gegenstande. Thatsächlich bilden die zwei Bücher anatomischen Inhaltes nur einen ganz kleinen Bruchtheil seines umfangreichen Sammelwerkes. Dass Oreibasios die Anatomie nie gründlich betrieben hat, dafür spricht der Umstand, dass er den Galēnos auf Treu und Glauben abschreibt, ohne sich bewusst zu werden, dass er mitunter unrichtige Thatsachen überliefert. Sein Vorgehen ist so ziemlich für alle mittelalterlichen Anatomen bezeichnend. Hie und da wurde eine Thiersektion unternommen, aber nicht mit der ausgesprochenen Absicht, den bisherigen Stand der Anatomie zu prüfen und zu fördern. Auch Oreibasios scheint es so gehalten zu haben. Er berichtet (Collect. VII 6), er habe gelegentlich einmal bei der Zergliederung eines Affen unter der Medianvene des Vorderarmes und bald darauf in einem zweiten Falle neben der Medianvene einen Nerven gefunden, aus dessen Verletzung beim Aderlass er die manchmal zurückbleibende Taubheit des Vorderarmes erklärt. Offenbar handelt es sich hier um den äusseren Hautnerven (n. cutan. brach. extern.). Der Entdecker hat aber diesen Fund nicht zum Ausgangspunkte weiterer Untersuchungen der Armnerven gewählt, ja ihn nicht einmal in seiner Anatomie hervorgehoben.

Auf die Anatomie des Mittelalters hat Oreibasios keinen besonderen Einfluss geübt. Zur Blüthezeit der arabischen Literatur fanden sich nur Bruchstücke seines Werkes (s. Araber).

Inhaltsübersicht.

24. Buch. Eingeweidelehre.

Aus Galēnos.

1. Gehirn, Hirnhäute. 2. Hirnschrumpfung. 3. Rückenmark. 4. Auge. 5. Nase. 6. Riechwerkzeug. 7. Ohren. 8. Zunge. 9. Kehlkopf, Kehldeckel. 10. Zäpfchen. 11. Luftröhre. 12. Brustfell. 13. Lunge. 14. Thymos. 15. Herz. 16. Herzbeutel. 17. Speiseröhre. 18. Magen. 19. Därme. 20. Bauchfell. 21. Netz. 22. Mittelfell. 23. Pankreas. 24. Zwerchfell. 25. Leber. 26. Milz. 27. Nieren. 28. Blase. 29. Gebärmutter. (Dieses Kapitel ist ein Auszug aus Kap. 1—3 der galenschen Schrift über die Anatomie der Gebärmutter. Merkwürdig ist, dass dort die Länge des Uterus mit elf Fingerbreiten angegeben —

Kühn II 889 — hier aber mit neun bis zehn Fingerbreiten verzeichnet wird. Oreib. scheint also an dieser Stelle eine eigenmächtige Textänderung vorgenommen zu haben.) 30. Das Geschlechtsglied.

Aus Sōranos von Efesos. [1]

31. Gebärmutter. 32. Weibliche Scham.

Aus Lykos.

33. Die Länge des männlichen Gliedes.

25. Buch.

Aus Rufos von Efesos. [2]

1. Eintheilung des Körpers.

Aus Galēnos, Knochenlehre.

2. Skelet. 3. Kopfknochen. 4. Jochbein. 5. Oberkiefer. 6. Zähne. 7. Unterkiefer. 8. Hinterhauptbein. 9. Rückgrat. 10. Kreuzbein. 11. Steissbein. 12. Brustkorb. 13. Schulterblätter. 14. Schlüsselbeine. 15. Arm. 16. Vorderarm. 17. Handwurzel. 18. Mittelhand und Finger. 19. Becken. 20. Oberschenkel. 21. Unterschenkel. 22. Kniescheibe. 23. Fussknochen.

Aus Galēnos, Muskelanatomie.

Muskulatur folgender Körpertheile: 24. Lippen. 25. Hals, Wangen. 26. Nase. 27. Hirn. 28. Augen. 29. Augenlider. 30. Unterkiefer. 31. Nackengegend. 32. Schulterblatt. 33. Kopfbeweger. 34. Luftröhre. 35. Kehlkopf. 36. Zungenbein. 37. Zunge. 38. Rachen. 39. Hals. 40. Schulterblatt. 41. Schulter. 42. Schultergelenk. 43. Ellbogengelenk. 44. Vorderarm. 45. Hand. 46. Schlüsselbein. 47. Brust. 48. Rücken. 49. Bauch. 50. Hoden. 51. Blase. 52. Scham. 53. After. 54. Hüfte. 55. Knie. 56. Unterschenkel. 57. Fuss.

Anmerkung. Der Einblick in diesen Absatz ergibt, wie kritiklos Oreibasios bei seiner Zusammenstellung vorgegangen ist. Die Muskelanatomie des Galēnos beruht nämlich auf dem Studium an Affenleichen. Wenn es nun auch bei oberflächlicher Durchsicht der Kapitel geschehen mag, dass man, ohne genaue Kenntniss der Muskellehre, die angeführten Muskeln auf den Menschen bezieht (man kann dazu umsomehr verleitet werden als z. B. die Bemerkung vorkommt, den beschriebenen oberen Abschnitt des Cucullaris, dann den Sternocleidomastoideus sehe man besonders deutlich bei Gymnasten), so muss es doch auffallen, dass die durch die angeführten Muskeln angeblich erzeugten Bewegungen nicht alle beim Menschen vorkommen. Dies bezieht sich besonders auf die Bewegungen des Fusses.

Aus Galēnos, Nervenanatomie.

58. Gehirnnerven. 59. Rückenmarksnerven.

Anmerkung. Der Auszug ist dürftig. Ausgelassen sind die geschichtlich wichtigen Bemerkungen.

Aus Galēnos, Gefässanatomie.

60. Venen. 61. Arterien.

Gregorios von Nyssa.

*Gregors, Bischofs von Nyssa, Abhandlung von der Erschaffung des Menschen und fünf Reden auf das Gebet. Griech. und Deutsch v. Dr. Franz Oehler. Leipz. W. Engelmann 1859. 315 SS. 8⁰. (Bibl. d. Kirchenväter von Dr. F. Oehler, I 3. Die Uebersetzung leidet an dem Uebelstand, dass dem Herausgeber die medicinischen Ausdrücke nicht geläufig waren. Es muss daher bei genauerem Arbeiten stets der Urtext mitkontrolirt werden.)

---

[1] Ausg. der Gynaecia: *Rose (Val.), Lips. Teubner 1882, 422 pp. 8⁰. Uebers. der Gynäkologie: *Lüneburg (H.) u. Huber (J. Ch.), Münch. J. F. Lehmann, 1894, 173 SS. Lex. 8⁰.

[2] *Daremberg (Ch.) et Ruelle (Ch. Em.), Oeuvres de Rufus d'Ephèse Par. 1879, 678 pp. Lex. 8⁰.

Gregorios hat in die Werke über die Geschichte der Medicin bisher keinen Eingang gefunden. Seine Leistungen auf medicinischem Gebiete — wenn sie diesen Namen verdienen — sind thatsächlich so gering, dass sie leicht übersehen werden können. Sie verdienten auch keiner weiteren Berücksichtigung, wäre nicht Gregor's Abhandlung über die Einrichtung des Menschen (dies der richtige Titel) das Vorbild für die Schrift des Meletios mit gleichem Titel. Dadurch wird die Abhandlung des Gregorios zu einem für die Geschichte nicht unwesentlichen Kettenglied.

Gregorios ist um 332 in Caesarea (Kappadokien) geboren. Er war seit 372 Bischof von Nyssa und starb daselbst um 395. Er, sein etwas älterer Bruder Basileios (der Grosse oder der Heilige) und Gregorios von Nazianz bilden das berühmte kappadokische Dreigestirn unter den rhetorisirenden Kirchenvätern.

Mit einigen naturwissenschaftlichen Kenntnissen allgemeiner Natur ausgestattet, unternimmt Gregorios ähnlich dem Platön im Timaios einen von reicher Fantasie getragenen Flug durch das Gebiet der Fysiologie.

In der Vorrede seiner Abhandlung weist er darauf hin, dass in dem Werke „über die sechs Tage der Weltschöpfung", welches Basileios verfasst hatte, eine Betrachtung über den Menschen fehlt, und dass keiner seiner Schüler sich bisher die Mühe genommen hat, diese Lücke zu ergänzen, daher er dies nun thue.

Diese Stelle ist insofern wichtig, als sie erstens den Ausgangspunkt für die naturfilosofischen Schriften der späteren theologischen Schriftsteller angibt. Es ist dies das Werk des Basileios. Als zweite Stufe erweist sich danach die Abhandlung des Gregorios von Nyssa, und als dritte Stufe wird dann die Schrift des Nemesios aufzufassen sein, obzwar dieser weder des Basileios, noch des Gregorios von Nyssa erwähnt. Als vierte Stufe ergibt sich das Werk des Meletios, welcher in der Vorrede ehrlich genug sowohl auf Basileios den Grossen als auf dessen Bruder Gregorios von Nyssa hinweist.

In der Folge heisst es, es dürfe in einer derartigen Abhandlung nichts von allem, was dem Menschen früher geschehen ist, und was wir jetzt an ihm beobachten, und was ihm später begegnen wird, von der Untersuchung ausgeschlossen bleiben. Demgemäss ist auch die ganze, im Wesentlichen theologische Abhandlung oft von fysiologischen Andeutungen durchflochten.

Inhaltsübersicht.

1. Eine besondere Untersuchung über die Welt und deren Natur, und Erzählung dessen, was der Erschaffung des Menschen vorausging.

2. Warum der Mensch den Beschluss der Schöpfung macht.

3. Beweis, dass die Natur des Menschen weit herrlicher ist, als die gesammte uns vor Augen liegende Schöpfung.

4. Dass die Einrichtung des Menschen in allen Stücken seine Herrschergewalt andeutet.

5. Dass der Mensch das Bild der göttlichen Herrschaft ist.

6. Untersuchung über die Verwandtschaft des Geistes mit der Natur, worin auch beiläufig die Behauptung der Anomoier widerlegt wird.

7. Warum der Mensch der natürlichen Waffen und Bedeckungen entbehrt.

8. Warum die Gestalt des Menschen aufrecht, und dass die Hände der Rede wegen da sind; worin auch eine Betrachtung über den Unterschied der Seelen.

9. Dass der Mensch mit den für das Bedürfniss der Sprache nöthigen Werk-
zeugen ausgerüstet ist.

10. Dass der Geist durch die Sinne thätig ist.

11. Dass die Natur des Geistes sich der Betrachtung entziehe.

12. Untersuchung darüber, wo man das Hauptvermögen der Seele aufzusuchen
habe; worin zugleich auf die Ursachen von Weinen und Lachen erörternd eingegangen,
und eine untersuchende Betrachtung über den Zusammenhang der Materie, der Natur
und des Geistes angestellt wird.

13. Ursache des Schlafes, des Gähnens und der Träume.

14. Dass der Geist nicht in einem Theile des Körpers sich aufhalte; worin zugleich der Unterschied der Körper- und Seelenbewegungen bestimmt wird.

15. Dass eigentlich die denkende Seele dem Namen wie der That nach Seele
sei, die übrigen dagegen nur den gleichen Namen führen; worin zugleich darüber
gehandelt wird, dass die Kraft des Geistes den ganzen Körper durchdringe, indem sie
in entsprechender Weise jedem einzelnen Theile anhaftet.

16. Betrachtung des göttlichen Ausspruches „Lasst uns einen Menschen machen,
der nach unserem Bilde und uns gleich sei"; worin der Begriff von „Bild" in Untersuchung gezogen wird, und ob das dem Affekte Unterworfene und Vergängliche mit
dem Glückseligen und Affektlosen eine Aehnlichkeit eingehen, und welcher Gestalt in
dem Abbilde ein Unterschied von männlich und weiblich stattfinden könne, während
er in dem Urbilde nicht vorhanden ist.

17. Was man denen zu antworten habe, welche Anstoss nehmend fragen: wie,
wenn die Erzeugung von Kindern nach dem Sündenfalle eingetreten ist, für den Fall,
dass die ersten Menschen sündlos geblieben wären, hätten Seelen geboren werden
können?

18. Dass die unvernünftigen Leidenschaften in uns ihren Ursprung in der Verwandtschaft mit der unvernünftigen Natur haben.

19. Gegen diejenigen, welche sagen, dass der Grund der gehofften Güter wiederum
in Speise und Trank bestehen werde, weil geschrieben stehe, dass der Mensch vom
Anfange an im Paradiese davon gelebt habe.

20. Welcher Art das Leben im Paradiese und der verbotene Baum sei.

21. Dass wir auf die Auferstehung der Todten nicht sowohl auf Grund der
Verheissung der Schrift als der Nothwendigkeit der Dinge selbst folgerichtig zu
hoffen haben.

22. Gegen diejenigen, welche sagen: „Wenn die Auferstehung etwas Schönes und
Gutes, warum ist sie nicht bereits eingetreten, sondern lässt erst nach Verlauf der
Zeiten sich erhoffen?"

23. Dass derjenige, welcher an einen Anfang der Existenz der Welt glaubt,
nothwendigerweise auch ein Ende derselben zugestehen muss.

24. Widerlegung derer, welche behaupten, dass die Materie gleich ewig mit
Gott sei.

25. Auf welche Weise auch ein Nichtchrist dazu gebracht werden könne, an
die Lehre der Schrift über die Auferstehung zu glauben.

26. Dass die Auferstehung nicht ausserhalb der Wahrscheinlichkeit liege.

27. Dass es möglich ist, dass nach Auflösung der menschlichen Körpers in die
Elemente des Alls einem Jeden das Seinige aus dem Allgemeinen erhalten und wieder
zurückgegeben werde.

28. Gegen diejenigen, welche sagen, dass die Seelen vor den Körpern existiren,
oder umgekehrt, dass die Körper vor den Seelen gebildet worden seien; worin auch
eine Widerlegung der Fabelei von den Seelen.

29. Beweis, dass Seele und Körper eine und dieselbe Ursache ihres Daseins haben.

30. Eine kurze, mehr vom ärztlichen Standpunkte aus angestellte Betrachtung
über unseren Körperbau.

Das Kapitel gibt einen knappen Abriss der Fysiologie in deren Grundzügen.
Der Eingang ist bedeutend genug.

„Ueber die genaue Einrichtung unseres Körpers belehrt sich ein jeder aus dem, was er
sieht, erlebt und empfindet, und hat dabei seine eigene Natur zur Lehrerin (!). Indes
können wir auch die von in diesem Fache tüchtigen Gelehrten in Büchern ausge-
arbeitete Darstellung dieser Dinge vornehmen und in allem genaue Studien machen.
Von diesen Gelehrten haben einige durch Anatomie sich über die Lage aller einzelnen
Theile in uns unterrichtet, andere haben erforscht und auseinandergesetzt, wozu alle
Theile des Körpers vorhanden sind, so dass sich von hier eine Quelle ausreichender
Kenntniss der menschlichen Einrichtung für die eröffnet, welche dafür Theilnahme
besitzen. Sollte jedoch jemand sich lieber die Kirche als Lehrerin über alle

diese Dinge wünschen, um für nichts einer von ausserhalb kommenden Belehrung zu bedürfen — so wollen wir in kurzen Worten auch darüber eine Auseinandersetzung geben."

Diese Worte kennzeichnen sattsam den Geist der kirchlichen Bestrebungen. Die Gemeinde der Gläubigen soll von der übrigen Welt völlig losgetrennt werden. Selbst vom Quell der der Kirche fernstliegenden Wissenschaften, Anatomie und Fysiologie, soll sie nicht aus erster Hand schöpfen, sondern erst das von der Kirche durchgeseihte Filtrat geniessen. Die Kirche bietet den Gläubigen alles, sogar Anatomie und Fysiologie.

Im Weiteren trennt Grégorios die Körpertheile in folgende Hauptgruppen:

a) Körpertheile, ohne welche das Leben nicht bestehen kann: 1. Gehirn. 2. Herz. 3. Leber.

b) Körpertheile als Zuthat um gut zu leben: Sinneswerkzeuge.

c) Körpertheile zur Sicherung der Nachkommenschaft.

d) Körpertheile als gemeinsame Grundlage zur Erhaltung der anderen: 1. Magen. 2. Lunge.

Weiters erörtert er die Grundquellen der Lebenserhaltung, erstens die Elementarqualitäten: Wärme, Kälte, Feuchtigkeit, Trockenheit, weiters die drei Kräfte, welche das Leben erhalten. Die erste durchdringt das Ganze mit Wärme (Herz). Die zweite netzt das Erwärmte mit Feuchtigkeit (Leber), damit durch das Gleichgewicht der entgegengesetzten Qualitäten das Leben im Mittelzustande erhalten werde, indem so weder die Nässe durch das Uebermass der Wärme eintrocknet, noch die Wärme durch die Ueberherrschaft der Feuchtigkeit erlischt (vgl. Meletios). Die dritte Kraft hält die Glieder zusammen und ertheilt allen die Fähigkeit selbstständiger und freiwilliger Bewegung.

Bestand des Körpers nicht nur aus harten, unempfindlichen Theilen (Knochen), sondern auch aus dem der sinnlichen Empfindung fähigen Fleisch. Gliederung des Knochenwerkes zum Zwecke der Fortbewegung. Bewegung mittelst der die Nerven durchströmenden Kraft (vgl. Nemesios). Wurzel und Anfang aller Nervenbewegung die Gehirnhaut. Wenn letztere eine Zerreissung oder Verletzung erleidet, so erfolgt darauf sofort der Tod. (Man beachte die geringe Bedeutung des Gehirns gegenüber der Gehirnhaut.)

Zweite Lebensursache die Wärme. Quell und Ausgangspunkt das Herz, von welchem röhrenartige Kanäle entspringend dem Körper das feuerartige und warme Pneuma zuleiten. Weil jedoch die Wärme (das Feuer) ohne Nahrung nicht bestehen kann, deshalb begleiten von der Leber aus die Blutkanäle die warme Luft durch den ganzen Körper (vgl. Nemesios, Kapitel 24), das im Herzen enthaltene Pneuma wird in die Lunge, welche als Luftbehälter wirkt, mittelst der Athemzüge eingezogen. Das inmitten der Lunge gelagerte Herz zieht nun die Luft nach Art der Blasebälge in den Schmieden an sich, facht dadurch die Eigenwärme an und bläst sie wiederum in die Arterien ein. Der Athmungsvorgang ist unwillkürlich und erfolgt auch im Schlaf. Daher nimmt Grégorios an, dass das an seinem hinteren Theile mit der Lunge verwachsene Herz durch seine Erweiterung und Zusammenziehung die Lunge mitbewegt, und das Einziehen und Auslassen der Luft bewerkstelligt. Die Ursache der unwillkürlichen Athmens liegt in der Unfähigkeit hitziger Theile (Herz, zur Ruhe zu gelangen. Das Herz liegt aber mit seinem hinteren Theile unter der Lunge (an diese angewachsen) und erweitert diese, indem es sie herabzieht, drückt sie dann wieder zusammen und bewirkt so das Ausblasen der Luft. (Man beachte diese später oft wiederkehrende Theorie der Athmung.) Mit seinem vorderen Theile stosst es an den oberen Theil des Magens, erhält ihn in seiner Wärme und verleiht ihm Kraft zur Verdauung. Das Feurige sucht Brennstoff. Je mehr also der Magen in Hitze geräth, um so stärker zieht er Dinge an sich, welche seine Wärme nähren, und dieses Verlangen heisst Appetit (orexis). In der Folge bewerkstelligt die Wärme als wie in einem Ofen die Verkochung des Stoffes, welcher dann in seine Bestandtheile aufgelöst und durcheinander gemischt wie aus einem Trichter ergossen und in die gröberen und edleren reineren Theile geschieden wird. Der Bodensatz geht durch die Därme ab und gewährt ihnen eine Zeit lang Nahrung. Vielfache Windungen der Därme, denn sonst würde der Ausfall zu schnell und leicht erfolgen und man würde sogleich wieder nach dem Essen verlangen. (Vgl. Platon Tim.) Nach Grégorios konnte die eine Quelle und Wurzel der Lebenskraft nicht auf allzu engem Raum mit der anderen zusammengebracht werden, daher die Entfernung der Leber vom Herzen und deshalb führt eine Arterie das feurige Pneuma vom Herzen der Leber zu, mündet in der Pforte (gemeint ist offenbar der Leberzweig der Coeliaca) und röthet durch seine feurige Beschaffenheit das Blut. Von der Leber verbreitet sich in den Körper ein Paar Kanäle (die Zweige der Pfortader), welche Pneuma und Blut enthalten.

Die Vermischung der Wärme und Feuchtigkeit erzeugt Dünste, welche das Gehirn nähren und erhalten. Ein zur höchsten Reinheit gesteigertes Produkt dieser Dünste tränkt wiederum die Hirnhaut, welche sich röhrenartig in den Wirbelkanal fortsetzt und mit dem Rückenmarke zugleich endigt, und in allen Knochen- und Gelenkfügungen und Muskelanfängen bewegungserregend wirkt. Schutzbedürfniss dieser zarten Theile, daher die doppelte Wand der Schädelkapsel, die Vorsprünge der Wirbelsäule. Schutz des Herzens durch das Rückgrat, die Schulterblätter, Rippen, das Brustbein, die Schlüsselbeine. Das Wunder der Ernährung des Körpers durch nur eine Art' von Speisen, Assimilation dieser durch die einzelnen Körpertheile. Beispiele für die Umwandlung der Speisen in den Stoff der Augen, Gehörtheile, Lippen, Knochen, in das Mark, die Sehne, Haut, die Nägel. Entstehung der Haare durch Austritt der Ausdünstung durch die Poren, so zwar, dass, wenn sie durch krumme Kanäle vorgetrieben wird, sie krause oder geringelte Haare erzeugt, wenn dagegen die haarerzeugenden Dünste den geraden Weg nehmen, sie lange und gerade Haare hervorbringt.

Den Beschluss des Kapitels bildet eine kurze Reflexion über die Seele. In Folge unserer der Leidenschaft unterworfenen und thierischen Weise der Erzeugung leuchtet die Aehnlichkeit mit Gott am Menschengebilde nicht sogleich hervor, sondern der Mensch wird über die materialen und mehr thierischen Eigenschaften der Seele erst nach einer gewissen Ordnung und Folge seiner Vollendung entgegengeführt. Im Kind ist die Seele noch unvollkommen, im Manne erreicht dieselbe ihre Vollendung. Auch in den Pflanzen liegt eine gewisse seelische Thätigkeit. Sie geht aber nicht bis zur sinnlichen Wahrnehmung. Zuwachs an seelischer Kraft bei den unvernünftigen Thieren gegenüber den Pflanzen, doch erreicht auch diese nicht ihre Vollendung, weil sie die Vernunft und den Verstand nicht in sich begreift. Darum ist es die menschliche Seele, die wahre und vollkommene Seele, welche sich durch jede Thätigkeit als solche kennzeichnet. Was dagegen sonst noch des Lebens theilhaftig ist, von dem sagen wir missbräuchlich, weil wir erst so gewöhnt sind, dass es eine Seele besitze, weil in ihnen nicht die vollendete Seele sich findet, sondern nur gewisse Stücke seelischer Thätigkeit (vgl. die ganz ähnliche Folgerung des Nemesios).

Nemesios.

Jene Ausgaben der Schrift über die Natur des Menschen, welche für kritische Untersuchungen über Nemesios heute noch Bedeutung haben, sind:

a) Editio Antverpiensis von Nicolaus Ellebodius. Antwerpen, Christoph Plantin 1565.

b) Editio Oxoniensis, vermuthlich von Bischof Jo. Fell. Oxford 1671.

c) Editio Halensis von Christian Friedrich Matthaei. Halle 1802. Die letzte, und bisher die vollständigste Ausgabe.

Jede dieser drei Ausgaben enthält den griechischen Text und dessen lateinische Uebersetzung, ausserdem noch eine Reihe von werthvollen Bemerkungen. Vgl. darüber, sowie über andere Ausgaben den Schluss des Kapitels.

Ueber den Verf. der Schrift ist man heute noch nicht völlig klar. Ehemals wurde er mit Gregor von Nyssa verwechselt. Die Handschrift der Bodlejana Cod. 82. Barocc. nennt ihn Nemesius Adamantius. Unter diesem Titel citirt ihn auch Turrianus in den Scholien zu Johannes Cyparissiota decad. V. cap. 9. Die ältesten verlässlichen Handschriften jedoch nennen ihn einfach Bischof von Emesa (Syrien, Apamene, am Orontes). Die Angabe wird von älteren Schriftstellern bestätigt. Der Inhalt des Buches spricht auch dafür, dass der Verf. Theolog war. Die Hauptzweifel betreffen dessen nähere Lebensverhältnisse. Diesbezüglich sind wir über den Standpunkt des

17. Jahrhunderts nicht hinausgekommen. Der Sachverhalt sei im Folgenden skizzirt:

1. **Plantin** hat 1565 seiner Ausgabe des Nemesios einen Brief des Gregor von Nazianz, an einen gewissen Nemesios gerichtet, beigeschlossen und daraus gefolgert:

„Es schien mir, als würde ich nicht etwas unternehmen, das gelehrten Männern unnütz und unwillkommen wäre, wenn ich, da wir den Nemesius nun zum erstenmale herausgeben, einiges wenige über Nemesius selbst hinzusetzen; nicht um ihn zu loben, denn gute Waare bedarf, wie es heisst, keiner Anpreisung: was bedarf es also noch weiterer Bemerkungen? Dennoch möchte ich darauf hinweisen, wer er war. Dass er also ein Filosof und Bischof war, bezeugt das Buch und dessen Inhalt: und aus diesem Briefe des Nazianzeners, welchen ich hier auch anschliessen zu müssen geglaubt habe, erkennt man leicht, welchen Ansehens und Namens er als Filosof genoss. Es erhellt daraus, dass er unter Kaiser Gratian und Theodosius geblüht hat, zu welcher Zeit auch der Filosof Maximus, Libanius, Basilius und viele andere gar hervorragende Männer gelebt haben. Er selbst erinnert sich des Origenes und Apollinarios, welche er vielleicht als Knabe gesehen haben konnte. Ueber den Ort des Bisthums habe ich nichts gefunden. Nun zum Brief. Lebewohl.‟

Plantin versetzt also den Nemesios etwa in die Jahre 375—395 (Gratianus reg. 375 bis 25. August 383, Theodosios I., Imperator und Mitregent seit 19. Januar 379, gest. 17. Januar 395). Indes hat er den Namen Theodosios fälschlich auf den Kaiser gleichen Namens bezogen. Der Brief ist vielmehr ein Geleitschreiben für ein Mündel des Gregorios. Weiters muss bemerkt werden, dass Nemesios, falls er 375—395 gelebt hat, den weitaus jüngeren Origenes (geb. 185, gest. 254) nie gesehen haben konnte. Damit ist also Plantin's Urtheil gänzlich belanglos.

2. Im Jahre 1583 liess **Jacques Billy de Prunay** (Billius) eine Gesammtausgabe der Werke des Gregorios von Nazianz erscheinen.

* D. Gregorii Nazianzeni, cognomento Theologi Opera omnia quae extant — Jacobo Billio Prunaeo — interprete et scholiaste. — Parisiis, Apud Nicolaum Chesneau — 1583. — 1566 pp. + index, folio.

Diese Ausgabe enthält erstens 207 Briefe des Gregorios (p. 1047 bis 1141), darunter 80, welche bereits früher griechisch erschienen waren (hier nur lateinisch), weiters die neuen Nummern 81—207 (griechisch und lateinisch), darunter folgende vier Briefe mit der Ueberschrift Nemesiö:

Nr. 79 bereits von Plantin gedruckt. Billy bemerkt dazu: De Nemesio autem hoc iis minime assentiar, qui eum esse putant, qui de hominis natura elegantem librum edidit. Hic quippe gentilis erat (ut constat ex quibusdam epistolis, quae aliquanto post sequuntur, et ex eo carmine, quod Gregorius noster ad eum scribit) ac praesidis munere in Cappadocia fungebatur, ille autem christianus et episcopus. Nr. 183. Fürbitte zu Gunsten eines Valentinianos. Nemesios wird darin archōn, dikastes genannt. Nr. 184 spricht die Hoffnung aus, Nemesios werde sich dem Gottesglauben ergeben und sich dadurch an Gregorios enger anschliessen. Nr. 185 ist allgemeinen Inhaltes.

Schliesslich enthält die Ausgabe ein Gedicht (218 Zeilen), worin Gregorios den ehemaligen Richter, nun Prätor von Kappadokien auffordert, vom Aberglauben zu lassen.

Die Durchsicht der Briefe und des Gedichtes ergibt, dass der ehemalige Richter, nun Prätor von Kappadokien, namens Nemesios, ein filosofisch gebildeter, von Gregorios hochgeschätzter Mann war, welchen der greise Nazianzener zum Gottesglauben zu führen trachtete und gehofft hat.

3. Die eingehendste Kritik hat darauf der oxforder Herausgeber 1671 geliefert.

a) Erstens widerlegt er die Annahme, dass ein Prätor und Nichtchrist überhaupt nicht Bischof werden konnte. Die Sache klinge nicht so unwahrscheinlich, wenn man weiss, wie zur selben Zeit Ambrosios, Nektarios und Synesios beschaffen waren, als sie auf ihren Sitz erhoben wurden.

b) Zweitens hebt er hervor, wie würdig jener Prätor Nemesios war, da ihn Gregor von Nazianz wegen seiner Filosofie, Rechtschaffenheit, Gerechtigkeit und Freundschaft schätzt, verehrt, und verheisst, Nemesios werde in seiner Liebe noch höher steigen, wenn er sich dem Gottesglauben ergebe und einer der Seinen geworden sei, was er im Schlusse des erwähnten Gedichtes mit höherem Schwunge ausspinnt.

c) Anzeichen, welche den Verfasser in die Zeit Gregors von Nazianz verweisen, sind:

1. befasst er sich eingehendst mit den Lehren der Origenisten, Apollinarier und Eunomianer, welche damals in der Kirche eine Rolle spielten;

2. führt er nur Autoren an, welche vor dem Jahre 400 geblüht haben;

3. entspricht der Charakter der Schrift ganz jener Zeit, da der in den letzten Zügen liegende Ethnicismus die Filosofie dem Christenthum gegenüberstellt, und dieses wiederum durch filosofische Hilfsmittel vertheidigt wird;

d) Unter den 2012 Briefen des Isidor von Pelusium (geb. 370, gest. 440) befinden sich fünf mit der Adresse Nemesios, und zwar:

Nemesio lib. 2. epist 134, 1. 4. ep. 33, 1. 5. ep. 36. Nemesio Praitōri 1. 1. ep. 44. Nemesio Mastriano 1. 4. ep. 81.

Ob der Genannte ein und dieselbe Person, und mit unserem Verf. identisch ist, mögen andere entscheiden.

e) Unser Nemesios hat am Ausgange des 4. Jahrhunderts vor der Zeit des Nestorios und Eutyches geschrieben. Als Beweis dafür eine Stelle im 3. Kapitel, welche gegen Eunomios, aber noch nicht gegen Nestorios und Eutyches gerichtet ist. (Eunomios 360 Bischof, 381 vertrieben, dann wieder zurückberufen, gest. c. 399.)

f) Gelegentlich macht der Herausgeber die Bemerkung, dass die Schrift über die Natur des Menschen ohne Namensnennung ihres Verf.'s von Julianus Gomerius, Johannes Damascenus, Elias Cretensis, Meletios ausgebeutet wurde.

g) Zum Schlusse hebt er die naturwissenschaftliche Kenntniss des Verf.'s hervor. Darüber später;

4. spätere Schriftsteller haben nichts wesentlich Neues zur Klärung des Sachverhaltes beigetragen;

5. Jo. Alb. Fabricius (geb. 1668, gest. 1731. Bibl. gr. VII 549, Abdr. bei Matthaei) erwähnt eines rechtskundigen Nemesios bei Aeneas Gaza ep. 20., des alexandriner Bischofs Nemesios, bekannt aus der Hetze gegen Arius, des Nemesios Aegyptius Martyr (19. November), bemerkt, dass auch Johannes Grammaticus zu Arist. de anima unseren Nemesios benützt habe (in Vorbereitung im Berliner Supplem. Arist. XV), leugnet einfach seine Identität mit dem des Gregorios Naz., gibt aber zu, dass er vor den Umtrieben des Pelagios, Nestorios und Eutyches geschrieben habe. Auch liefert er einige weitere schätzbare Nachträge;

6. die medicinischen Geschichtsschreiber haben sich mit den Quellen für die Biographie des Nemesios nicht befasst und sich begnügt, sich mit den Berichten aus zweiter Hand möglichst abzufinden;

7. die neueren Herausgeber des Nemesios haben seine Person gar nicht berücksichtigt. Mathaei druckt einfach die Vorreden der antwerpner und oxforder Ausgabe, sowie die Bemerkungen des Fabricius ab, lässt aber den zur ersteren Ausgabe gehörigen wichtigen Brief des Gregorios weg, weil er sich auf jeden anderen Nemesios beziehen könne. Holzinger und Burkhard aber bearbeiten die Schrift nur vom filologischen Standpunkte.

Fasst man die von der Kritik ins Treffen geführten Beweismittel zusammen, so ergibt sich:

1. die Schrift hat den Bischof Nemesios von Emesa zum Verf.;

2. sie ist nach dem Auftreten des Eunomios und vor dem Auftreten des Nestorios und Eutyches verfasst, fällt daher ganz wohl in die letzten Lebensjahre des Gregorios Nazianzenos;

3. es ist ganz gut möglich, dass der von Gregorios hochgeschätzte kappadokische Prätor Nemesios identisch ist mit dem späteren syrischen Bischof von Emesa und Verf. jener Schrift;

4. dazu habe ich beizufügen, dass in diesem Falle Nemesios jünger sein muss als Gregorios, da dieser von Altersschwäche bedrückt, im 79. Briefe bittet, Nemesios möge sozusagen die Vormundschaft des Theodosios übernehmen. Da Gregorios um 330 geboren und 390 gestorben ist, der Altersunterschied beider Freunde jedoch nicht gross gewesen sein kann, so wird man nicht fehlgehen, wenn man das Geburtsjahr des Nemesios um 340 ansetzt und folgerichtig seine Hauptthätigkeit in das letzte Viertel des 4. Jahrhunderts verlegt. Der gebrochene Ton jenes Briefes spricht dafür, dass er zwischen den Jahren 381—390 verfasst ist, nämlich zu jener Zeit, wo der bereits lebensmüde Gregorios nach dem Rücktritte vom konstantinopler Patriarchat die letzten Lebensjahre in Zurückgezogenheit verbrachte. Wenn der Prätor Nemesios identisch ist mit dem späteren Bischof, so kann also die Schrift des letzteren nicht vor 381 abgefasst sein;

5. auf jeden Fall ist eine eingehende Neuuntersuchung aller unter der Adresse Nemesios gehenden Briefe und der auf diesen Namen bezugnehmenden Nachrichten dringend nothwendig. Besonders wünschenswerth wäre es, die an Nemesios gerichteten Briefe des Gregorios mit denen des Isidor von Pelusium zu vergleichen. Letztere habe ich nicht eingesehen.

Die Schrift über die Natur des Menschen hat eine bedeutende Verbreitung und ziemlich frühe Uebersetzung ins Lateinische erfahren. Die älteste der bekannten lateinischen Uebersetzungen dürfte von Alfanus I., Erzbischof von Salerno (gest. 1086) herrühren. (Sie führt den verstümmelten Titel Prennon fisicon id est stipes naturalium. Entdeckt um die Mitte des 19. Jahrhunderts in der Bibliothek zu Avrenches, Normandie. Ein zweites Exemplar derselben Uebersetzung soll sich in der Bibliothek der Abtei Le Bec, Normandie, befinden. Vgl. Ravaison, Rapport sur les bibliothèques des départements de l'Ouest p. 185, 391. Ozanam, Documents inédits pour servir à l'histoire litéraire de l'Italie. Darüber Rénan, Journal des savants 1851, p. 244. Meyer, Gesch. d. Botanik, III. 443, Haeser I. 483. Merkwürdigerweise behandelt Burkhard gerade diese Handschrift, obzwar die Uebersetzung für die Burgundiofrage sicher von Interesse wäre, gar nicht.) Die nächste lateinische Uebersetzung stammt von dem pisaner Gelehrten Burgundio, welcher sie im Jahre 1159 zu Stande gebracht hat. Die dritte lateinische Uebersetzung rührt aus dem 13. Jahrhundert her. Sie ist von Karl Holzinger veröffentlicht, mit dessen Ausgabe eine neue Periode, die der kritischen Untersuchung der Handschriften des Nemesios, beginnt. Sie gehen leider, so weit die Uebersicht des Bestandes reicht, nicht hinter das 11. Jahrhundert zurück. Eine äusserst gründliche Besprechung derselben hat Karl Im. Burkhard geliefert, zum Schlusse auch Textesänderungen hinzugefügt, welche berücksichtigt werden müssen, bis die angesagte kritische Ausgabe des Nemesios in der Collectio Teubneriana erschienen ist. (*Die handschriftliche Ueberlieferung von Nemesius peri fyseōs anthrōpu. Wiener Studien, Zeitschrift für classische Philologie von Hartel und Schenkel. X. 1888. Seite 93—135, XI. 1889. Seite 143 bis 152, 243—267. Als dankenswerthe Beilage ein Facsimile des Codex Dresdensis Da 57., fol. 28 b.)

Der Inhalt der Schrift ist eine weitläufige Untersuchung über das Wesen der Seele (44 Kapitel). Sie verflicht die christliche Lehre mit der neuplatonischen Philosophie. Unter den angeführten Schriftstellern sind Aristoteles und Platon am meisten berücksichtigt. Durch eine längere, unverdiente Besprechung, welche Portal in seiner Geschichte der Anatomie dieser Schrift gewidmet hatte, wurde sie in die Geschichte der Medicin sozusagen eingeschmuggelt. (Die eigentliche Schuld trägt daran der oxforder Herausgeber. Siehe unten.) Indes ergibt die Inhaltsübersicht, sowie das Citatenregister bereits Anhalt für die Thatsache, dass dieses unter einem nicht genug deutlichen Titel gehende Werk ein psychologisches ist, und dass fysiologische Bemerkungen nur insofern mit unterlaufen, als es nothwendig ist, den Zusammenhang der Körperthätigkeit mit der Seelenthätigkeit zu erweisen.

Veraltet klingt heute der Ausspruch Haeser's, am bemerkenswerthesten seien unter den die Anatomie und Fysiologie betreffenden Abschnitten, für welche die besten Quellen benützt sind, die psychologischen Capitel, obschon nicht nachzuweisen sei, inwieweit der Inhalt derselben dem Nemesios angehöre und inwieweit er früheren Schriftstellern, dem Aristoteles, dem Filosofen Posidonius (dem Lehrer Cicero's), dem Arzte desselben Namens (zur Zeit des Nemesios) entnommen ist. Einmal sollte es nicht heissen „die psychologischen Kapitel unter den die Anatomie und Fysiologie betreffenden Abschnitten", sondern dem Inhalte entsprechend, und da die Anatomie hier nicht in Betracht kommt, „die die Fysiologie betreffenden Abschnitte dieser psychologischen Schrift". Weiters genügt ein Durchblick, bei Vertrautheit mit dem behandelten Gegenstand, für die Feststellung der Quellen. Dieses ist in den letzten Jahren auch zum grossen Theile geschehen, hauptsächlich durch die Bemühungen der Filologen. Demgemäss sind benützt im zweiten und dritten Kapitel die Zētēmata symmikta des Porfyrios (Arnim, Rh. M. 42, 278 ff.), dann Aetios (Diels, Doxographi graeci. 1879, pag. 49), der Stoiker Filopator, der in dem Buche Peri heimarmenēs die Lehre des Chrysippos verarbeitete (Gercke, Chrysippea im Jahrbuche f. Phil. Suppl. XIV., 689 ff.). Ueberhaupt ist auf die voneinander der Reihe nach abhängigen Neuplatoniker Ammonios Sakkas (gest. 242), Plotinos (204—270), Porfyrios (geb. 233, gest. 304), Jamblichos (gest. um 330) viel Rücksicht genommen.

In ebenso fleissiger Weise, wie für den filosofischen, besser gesagt, den psychologischen Hauptinhalt der Schrift, sind auch für die fysiologischen Abschnitte gediegene Quellen verwerthet. Man hat dereinst diesen Abschnitten ein unverdientes Gewicht beigelegt. Die einfache Ueberlegung hätte im vorhinein ergeben können, dass ein Bischof, welcher inmitten der zum reissenden Strom angeschwollenen theologischen Bewegung seiner Zeit steht, vielleicht als Autorität in filosofischen, theosofischen, theologischen und psychologischen Fragen in Anspruch genommen zu werden verdient, dass er aber kaum das Verständniss, auch nicht die Zeit, noch die Gelegenheit zum Erforschen fysiologischer und anatomischer Fragen gehabt haben dürfte. Es genügt ein Blick auf die Bestrebungen der Kirche um die Machtstellung im Staate jener Zeit, sowie auf den Gegendruck der sogenannten Häretiker, auf die alle geistigen und körperlichen Kräfte verschlingenden Kämpfe um den durch das Koncil von 381 besiegelten Sieg des Homousion, sowie die Erwägung der regen Theilnahme aller Bischöfe an diesen Bestrebungen und Kämpfen, um sich, wenn man bei Nemesios auf fysiologische Erörterungen stosst, nicht ohneweiters zu bequemen, sie als originell aufzufassen. Zunächst wird man sie auf ihre Quellen prüfen.

Das von Matthaei gegebene Namensverzeichniss bietet schon einige Hinweise auf die Quellen für die naturwissenschaftlichen Auseinandersetzungen des Nemesios. Genauer leiten die Citate auf den Punkt, von welchem aus die Anatomie des Nemesios zu beurtheilen ist.

Die Stellen, welche sich auf Galenos und Aristoteles beziehen, erwähnen folgende Werke:

Galēnos: 1. Krasenlehre (über die Temperamente). 2. Ueber den Nutzen der Körpertheile. 3. Symfōnia (darunter ist die Schrift über die Dogmen des Hippokrates und Platon verstanden). 4. Apodeiktik, d. h. das Werk vom wissenschaftlichen Beweis (verloren, von Iw. v. Müller behandelt 1895).

Aristoteles: 1. Ethik. 2. Fysik. 3. Thierkunde.

Diese Schriften des Aristoteles und Galenos genügen beinahe durchwegs für die Erklärung der naturwissenschaftlichen, beziehungsweise zoologischen und fysiologischen Kenntnisse des Nemesios. Diese Werke sind so umfangreich und inhaltsvoll, dass deren Bewältigung durch einen Laien schon als ganz achtbare Leistung gelten muss, dass es aber als geradezu zeitwidrig gelten sollte, wenn ein solcher in wissenschaftlicher selbstständiger Thätigkeit über sie hinausgegangen wäre. Umsomehr muss man sich wundern, dass Historiker den fysiologischen Absätzen des Nemesios nicht nur Aufmerksamkeit gewidmet, sondern ihnen eine geradezu epochale Bedeutung beigemessen haben.

Der oxforder Herausgeber (1671) wendet sich in der Vorrede gegen die Ueberhebungen der Naturfilosofen, Mediciner und Anatomen seiner Zeit, und verweist auf Folgendes:

„Der hochgelehrte Sylvius (Franz de le Boë Sylvius, 1614 bis 14. November1 672) streitet in seinen erst unlängst erschienenen medicinischen Disputationen ziemlich scharf mit einigen Gegnern darüber, wessen Hypothese über die Verrichtung der Galle im Körper Lob und Preis gebühre. Damit endlich ein Friede unter ihnen zu Stande kommen kann, mögen sie wissen, dass die ganze Sache von unserem Autor vor etwa 1300 Jahren nicht etwa nur behauptet, sondern auch genau dargelegt wurde, Kapitel 2⁸, Seite 225. (Vgl.: * Francisci Deleboe Sylvii Opera medica. Genevae, Apud Samuelem Tournes. 1681. 747 pp. Folio.) Sollte dies aber nur geringwerthig scheinen, was sagen wir schliesslich, wenn der Gedanke des Blutkreislaufes, mit dessen Entdeckung sich dieses Jahrhundert so sehr brüstet, von Nemesios schon längst gehegt und mit genug kennzeichnenden Worten angedeutet wurde? Der Leser vergleiche das Kapitel 24, Seite 209 und urtheile, ob dies eine überlegte Behauptung ist.''

Fabricius, Portal, Sprengel, Haeser u. A. haben diese Worte theils wiederholt, theils sie weiter ausgesponnen. Man vergleiche die diesbezüglichen Absätze, welche zusammengenommen geeignet wären, Nemesios als Fysiologen ersten Ranges hinzustellen, wenn nicht, ihn unter die Heroen der Naturkenntniss zu versetzen. Indessen, abgesehen davon, dass sich schrittweise nachweisen lässt, wie ein Autor dem anderen vertrauend und mit einem herausgezogenen Stichwort sich begnügend, zu dem alten Bau neue Steine beiträgt, so hält das ganze so künstlich aufgeschraubte Gerüst einer ernsten Erwägung doch keinen Stand. Es hätte schon im vorhinein auffallen können, dass die oben citirte Behauptung von einem Bischof ausgegangen ist, welcher von Hass erfüllt war gegen die Naturforscher seiner Zeit. (Man nimmt nämlich mit Fabricius an, der oxforder Herausgeber sei identisch mit dem Bischof Jo. Fell.) Die nähere Untersuchung erweist aber, dass seine Behauptung thatsächlich unüberlegt war.

Die Stelle des 28. Kapitels, welche die Bedeutung der Gallenthätigkeit flüchtig streift, ist gar nichts anderes als eine anders gearbeitete Wiedergabe dessen, was Galen (peri chreias V. 4) sagt. Sie hat weder Anspruch auf Originalität, noch sonst irgend eine besondere Bedeutung. Ebenso ist die Behauptung unrichtig, Nemesios habe bereits den Blutkreislauf im Sinne der nachharveyschen Zeit gekannt. Das diesbezügliche Kapitel 24 enthält nichts anderes als eine und noch dazu ziemlich dunkle Wiedergabe der durch Galen ver-

tretenen Vorstellungen (besonders in den vielfach angeführten Stellen
der Schrift über die Dogmen des Hipp. und Platon). Auch die übrigen,
besonders von Sprengel und Haeser hervorgehobenen, angeblich
merkwürdigen, beziehungsweise bemerkenswerthen Behauptungen
haben weder ein Anrecht auf Selbstständigkeit, noch auf eine für die
spätere Zeit grundlegende Bedeutung. So ist die ziemlich ausführlich
erörterte Lehre von der Stufenreihe der geschaffenen Wesen, welche
von den anorganischen Bildungen zu den organischen übergehend,
im Menschen gipfelt (Kapitel 1), nichts anderes, als ein bildlicher
Ausdruck der Vorstellung von der Vielheit innerhalb der Einheit
der Natur, welche auf Aristoteles zurückgeht, und der sich auch
Galen angeschlossen hatte (p. chreias IV. 17). Die vorgetragene Lehre
von den Elementen im Kapitel 5 stützt sich auf die bekannten, das
ganze Alterthum beherrschenden Theorien. Die Gegenüberstellung der
Elemente und deren Vereinigung durch die Elementarqualitäten
(nicht durch gewisse Mittelsubstanzen, wie Sprengel behauptet) im
Kreise ist lediglich der Ausdruck einer bildlichen Vorstellung. An
der Behauptung, die Nahrungsmittel und Arzneimittel seien nur darin
verschieden, dass jene den Elementarqualitäten unseres Körpers ver-
ähnlicht werden, die Arzneimittel aber den letzteren entgegenstehen,
ist nichts merkwürdig. Sie fliesst von selbst aus der Lehre von den
Elementen, den Kardinalsäften, den Elementarqualitäten und der
Assimilation, welche ja auch Nichtärzten geläufig waren. Die Verrichtung der Sinne erklärt Nemesios durch den intellektuellen Geist,
der von den Empfindungswerkzeugen zu den Sinnesorganen ausstrahlt
(Kapitel 6). Dies ist ganz im Sinne des Aristoteles und dessen
späterer Anhänger, wie Galen, und entspricht der üblichen Lehre
vom Pneuma psychikon, welches man sich als eine Art Fluidum
vorstellen muss. Im Kapitel 13 wird die Behauptung aufgestellt, in
der vorderen Hirnhöhle habe die Einbildungskraft (to fantastikon),
in der mittleren der Verstand (dialogistikon), in der hinteren das
Erinnerungsvermögen (mnemoneutikon) seinen Sitz (bei Sprengel ist
die Reihenfolge verwechselt in 1. 3. 2.) Diese Anschauung geht auf
Poseidonios zurück, dessen gleichlautende Lehre bei Aetios erhalten
ist (Tetr. II 2 k. 2).

Die Behauptung des Kapitels 25, der Same werde im Gehirn
bereitet, dann durch die Adern hinter den Ohren abwärts geführt,
und endlich in die Hoden abgesetzt, daher die Unfruchtbarkeit nach
einem Aderlasse an der Ohrgegend, geht auf die alte Deutung des
Pythagoras zurück (vgl. darüber, sowie über die ähnliche Ansicht
des Plutarch, beziehungsweise des Verf.'s des Buches de Placit. philos.
die Geschichte der Fysiologie des Blutes im Alterthume von F.
Harless in K. Sprengel's Beiträgen zur Geschichte der Medicin). Sie
wurde von Hippokrates übernommen (De genitura 1 L. VII). Den
Unterschied der Nerven und Sehnen setzt das Kapitel 27 darin, dass
jene mit Empfindung begabt und diese unempfindlich seien. An
diesem Ausspruche finde ich mit Rücksicht auf das Zeitalter nichts
merkwürdig. Die Substanz der Lunge hält Nemesios im Kapitel 28
für schaumiges Fleisch. Diese bis auf Erasistratos (Begriff vom
Parenchyma) zurückgehende Anschauung ist aus Galen entnommen,
sie ist auch bei Oribasios erhalten.

Es gebricht also dem Nemesios — zumindest vom Standpunkte der Fysiologie — durchaus an Originalität, er muss daher aus der Zahl der selbstständigen Arbeiter gestrichen werden.

Inhaltsübersicht.

1. Rückblick auf die Ansichten früherer Schriftsteller über die Seelenthätigkeit. 2. Die Seele. 3. Verbindung der Seele mit dem Körper. 4. Der Körper. 5. Die Elemente. 6. Die Fantasie. 7. Der Gesichtssinn. 8. Tastsinn. 9. Geschmack. 10. Gehör. 11. Geruch. 12. Denkkraft (Unterscheidungsvermögen). 13. Erinnerungsvermögen. 14. Weitere Eintheilung der Seele. 15. Eine andere Eintheilung der Seele. 16. Der vernunftlose Theil der Seele. 17. Die Begierde. 18. Die Lust. 19. Trauer. 20. Furcht. 21. Zorn. 22. Die der Vernunft nicht unterliegende Seelenthätigkeit. 23. Nährthätigkeit. 24. Pulsthätigkeit. 25. Zeugung, Samenbildung. 26. Andere Eintheilung der ursächlichen Kräfte thierischer Verrichtungen. 27. Freiwillige Ortsveränderung. 28. Athmung. 29. Freier Wille, Zufall. 30. Zufall. 31. Ereignisse auf Grund von Nichtwissen (das Unbewusste). 32. Freier Wille. 33. Freie Wahl. 34. Entschluss. 35. Schicksal. 36. Das in den Sternen enthaltene Schicksal. 37. Die Ansicht, zufolge welcher die freie Entschlussfähigkeit zur That uns innewohnt, der Ausgang unserer Wahl jedoch vom Schicksal abhängt. 38. Wie Platon das Schicksal auffasst. 39. Ob, 40. Dass, 41. Weshalb wir eine freie Willensübung besitzen. 42. Vorsehung. 43. Wesen der Vorsehung. 44. Zweck der Vorsehung.

Ausgaben.

*) Nemesii episcopi et philosophi de natura hominis lib. unus, nunc primum et in lucem editus, et latine conversus a Nicasio Ellebodio Casletano. Antverpiae, ex officina Christophori Plantini. 1565. (Griechische Editio princeps. Lateinische Uebersetzungen angeschlossen. Von Choulant und Haeser als sehr selten bezeichnet. Die Seitenbezeichnung beginnt mit 10 und endet mit 181. Titelseite als 1 gerechnet. 3 bis 181 griechischer Text. Seite 181 unten 11 Zeilen Errata. Sie fehlen nach Choulant in manchen Exemplaren. Weiters eine Seite C. Plantinus Lectori S., dann M 4 der griechische Brief des Grēgorios Nazianzenos, 2 Seiten lateinische Uebersetzung, 2 Seiten Pinax, 3 Seiten Nicasius Ellebodius Lectori S., 2 Seiten Index. Schluss S. 142: Excudebat Christophorus Plantinus Antverpiae Anno MDLXIV. Idibus Decembris.; 8⁰.)

Nemesii de natura hominis liber unus Oxon. 1671. 8⁰ (v. Siebold) E theatro Sheldoniano. Besorgt vermuthlich von J. Fell, Bischof von Oxford. Griechisch und lateinisch. Benützt vorige Ausgabe und 2 Handschriften. Gute eigene Erläuterungen (Choulant). Sprengel II 253 citirt wohl falsch Nemesius de n. h. ed. Fell. 8. Ox. 1676.

*Nemesius Emesenus de natura hominis graece et latine. Post edit. Antverp. et Oxon. adhibitis tribus codd. Augustanis, duobus Dresden., totidemque Monach. — ed. et animadv. adiecit Chr. Fr. Matthaei. Halae Magdeb. 1802. 8⁰. (Heute noch die beste Ausgabe. Griechisch und lateinisch.) 128 SS. 8⁰.

*Nemesii Emeseni libri Peri fyseōs anthrōpu versio latina. E libr. ms. nunc primum — Carolus Holzinger Eques. — Lips. – G. Freytag — Pragae — F. Tempsky 1887. 175 + 37 SS. gr. 8⁰. (Reichlich kritische Bemerkungen. Wiedergabe der bamberger Handschrift des 13. Jahrhunderts und einer etwas jüngeren aus Prag.)

Andere Ausgaben a. a. O. und bei Choulant.

Literatur.

*Burkhard (K.) Die handschriftliche Ueberlieferung von Nemesius περὶ φύσεως ἀπθρώπου. Wiener Studien, Ztschr. f. class. Philologie von v. Hartel und Schenkl. X. Jhg. 1888. S. 93—135, XI. Jhg. 1889, S. 143—152, 243—267. Beilage: Facsimile aus cod. Dresd. Da. 57, fol. 286.

Tera (E. Prof. in Padua): a) La natura dell' uomo di Nemesio e le vecchie traduzioni in italiano e in armeno. Atti del R. Istituto Veneto III 7, 12, 39 ff. b) Nemesiana. Sopra alcuni luoghi della „Natura dell' uomo" in armeno. Rendi c. della R. Acad. dei Lincei. II I, 3 ff.

Uebersetzung.

Osterhammer, „Von der Natur des Menschen". Salzburg 1819. 8⁰ (Choulant).

Meletios.

Literatur.

*1. Meletii philosophi de natura structuraque hominis opus, Polemonis Athe-
niensis insignis philosophi Naturae signorum interpretationis, Hippocratis de hominis
structura, Dioclis ad Antigonum regem de tuenda valetudine epistola, Melampi de
naevis corporis tractatus. Omnia haec non prius edita. Nicolao Petreio Corcyraeo
interprete — Venetiis 1552 (ex off. Gryphii, sumptib. vero Francisci Camotii et soci-
orum.) 291 pp. + index 4⁰. — Nach Choulant's Bücherkunde sehr selten, ebenso nach
Haeser I 476. *2. Anecdota graeca e codd. manuscriptis bibliothecarum Oxoniensium
descripsit J. A. Cramer — Oxonii e typographeo academico. Vier Bände lex. 8⁰
1835, 35, 36, 37. Darin III 1—157 Meletiu peri tes tu anthröpu kataskeues. *3. Voigt
Paulus, Sorani Ephesii liber de etymologiis corporis humani quatenus restitui possit.
Diss. inaug. Gryphiswaldiae, Guil. Kunike, 1882. 52 pp. 8⁰. *4. Zarncke Eduard,
Symbolae ad Julii Pollucis tractatum de partibus corporis humani. Habilitationsschrift.
Leipzig, B. G. Teubner 1884. 45 SS. 8⁰. *5. Scheele Ludovicus, de Sorano Ephesio
medico etymologo, Argentor, 1884, ap. C. Truebner. *6. Winter Albert, Meletius und
Orion. Sonderabdruck aus der Festschrift zur 250jährigen Jubelfeier des Gymnasiums
zu St. Maria Magdalena zu Breslau. Breslau, E. Morgenstern, 1893. 34 SS. 4⁰. *7. Apollonii Citiensis, Stephani, Palladii, Theophili, Meletii, Damascii, Ioannis, aliorum Scholia
in Hippocratem et Galenum — primum graece edidit Fridericus Reinholdus Dietz —
Regimonti Pruss. ap. Fratres Borntraeger 1834. 8⁰. Zwei Bände.

Der Name Meletios gehört gerade nicht zu den Seltenheiten
Man findet deren z. B. gleich fünf bei Demetrios Prokopios Moscho-
polites (zum erstenmale herausgegeben von Fabricius in Bibl. gr.
T. XI). Ein anderer Meletios gilt als Verf. der zwei Schriften
„Ueber den Bau des Menschen" (zuletzt herausgegeben von Kramer
nach drei Handschriften der Bodleiana) und Scholien zu den Aforismen
des Hippokrates (herausgegeben von Dietz 1834). Es ist nicht festgestellt, ob der Verf. der ersten gleich sei mit dem der anderen.
Letzterer heisst in der Handschrift 2222 Bibl. Nat. Par. „Arzt und
Filosof". Beides liesse sich mit dem Mönchsthum des ersten immerhin
vereinen. Für die Geschichte der Anatomie ist nur dieser wichtig, und
auf ihn beziehen sich die folgenden Angaben.

Die Abgrenzung der Lebenszeit des Meletios gründet sich vor
allem, wie Voigt richtig annimmt, auf die Einleitung zur Schrift über
den Bau des Menschen. Nach den dortigen Angaben war er ein
Mönch im Kloster zur heil. Dreifaltigkeit bei Tiberiopolis (Frygia
Paktiana). Weiters schliesst Voigt aus Angaben des Konstantinos VII.
Porfyrogennetos (912—959) über die Bezirkseintheilung des Reiches,
dass der politisch-militärische Bezirk, in welchem Tiberiopolis als zugehörig angeführt ist, erst nach Justinian und Maurikios entstand.
Letzterer Kaiser wurde am 28. November 602 ermordet, also muss
Meletios nach dieser Zeit gelebt haben. Da weiters sein Werk von
Johannicius (Honein ben Ischak, geb. 809, gest. 30. November 873)
benützt wird, so fällt die Lebenszeit des Meletios etwa in die Jahre
600—800. Ungefähr in diese Zeit versetzt ihn auch der neueste und
gediegendste Kritiker Albert Winter.

Die Schrift über den Bau des Menschen hat folgenden Inhalt
(Seitenangabe nach Kramer):

A. (S. 1—51.) Vorrede mit Angabe der Kapitel, Einleitung.

B. (S. 51—142.) 1. Kopf, Kopfknochen, Nähte. 2. Augen. 3. Nase,
Geruch. 4. Die Augenwinkel. 5. Wangen. 6. Kiefer. 7. Ohren. 8. Bart.
9. Antlitz. 10. Mund. 11. Stimme. 12. Athmung. 13. Brustkorb. 14. Hals,

Wirbel, Rückenmark. 15. Rippen. 16. Rippenfell, Zwerchfell. 17. Lunge,
Herz. 18. Magen. 19. Leber. 20. Milz. 21. Obere Bauchgegend. 22. Speiseröhre, Luftröhre. 23. Unterleib. 24. Schamgegend. 25. Kreuzbein, After.
26. Hoden, Eichel. 27. Hände. 28. Finger. 29. Hüften. 30. Oberschenkel.
31. Unterschenkel. 32. Haut, Haare.

    C. (S. 142—157.) Seele.

Wie aus der Vorrede hervorgeht, fasst Meletios den Gegenstand
seiner Abhandlung über die Natur des Menschen von einem allge-
meineren Standpunkte auf. Weiters ergibt sich daraus, dass er auf
Selbstständigkeit verzichtet, und sich begnügt, das bisher Geleistete
in einer zusammenfassenden, wie er meint, neuen Gestalt wiederzugeben.

„Wenn auch viele der alten Weisen viele Schriften über unsere
Natur entweder ausführlich oder in einem Abriss verfasst haben, so
hat dennoch niemand ein vollendetes und abgeschlossenes Werk über
diesen Gegenstand hinterlassen. Hippokrates hat nämlich einiges
Wenige über die Natur des Kindes und des Mannes, noch dazu schwer
verständlich, geschrieben, dennoch hat er nichts Allgemeines über
den Menschen, die ihm innewohnenden Kräfte und dessen Thätig-
keiten, noch etwas über dessen Körpertheile erwähnt. Ebenso scheint
auch Galēnos, obzwar er die Natur der Körpertheile und die Krasenlehre besprochen hat, in keinem seiner Werke diesen Gegenstand
vollends beschrieben zu haben. Sōkratēs jedoch hat in seinem Werke
über die Natur des Menschen die Erklärungen der Körpertheile und
deren Benennungen mehr als Sprachforscher und Filosof behandelt.
Die Heiligen jedoch und die Kirchenlehrer, wie der grosse Basileios,
sein Bruder Grēgorios von Nyssa, der Goldmund Chrysostomos
und der selige Kyrillos, sowie viele Andere zu jener Zeit haben in
ihren Lehrbüchern, indem sie die Filosofie mit der Theologie ver-
einten, über die Theile unseres Körpers, über das Seelenvermögen,
über die Lebenskraft und über die Naturkräfte, sowie auch über
deren Bethätigung viel filosofirt, aber keiner dieser vorerwähnten
Männer oder Heiligen scheint den ganzen Gegenstand so zusammengefasst zu haben, dass er ein abgeschlossenes Werk zu Stande gebracht hätte. Wir jedoch haben das, was sich in ihren Büchern
zerstreut vorfindet, gesammelt und diese Abhandlung nach Kräften
zusammengestellt, damit diejenigen, welche dies anstreben, beständig
einen Ueberblick über die Natur und Zusammensetzung des gesammten
Körpers bei der Hand haben, wir aber einen Uebungsgegenstand und
eine Zuflucht für unsere Unkenntniss hätten.‘‘

Die Schrift ist von Hinweisen und Berufungen auf vorhergehende
Autoren reichlich durchsetzt. Eigenthümlicherweise ist jedoch eine
grosse Zahl an Werken, aus denen Meletios geschöpft hat, verschwiegen.

Nach Winter's Berechnung ist zumindest der vierte Theil der
ganzen Schrift abgeschrieben. Die Vorlage, nach welcher sie gearbeitet wurde, ist das 30. Kapitel der gleichnamigen Abhandlung des
Grēgorios von Nyssa. Aus ihr sind mehrere Stellen fast wörtlich
wiederholt (Winter, S. 19). Auch die ähnliche Schrift des Nemesios
ist ausgiebig ausgenützt (Winter, S. 23 u. f.).

Die etymologischen Erklärungen sind aus Sōranos geschöpft.
Und zwar nimmt Voigt an, Meletios habe nicht diesen selbst benützt,

sondern den Auszug eines Grammatikers, namens Sokrates, Scheele
will jedoch für Sokrates lieber Soranos schreiben und nimmt an,
Meletios habe ihn im Originale benützt. Winter aber weist nach, dass
Meletios nicht einen medicinischen Schriftsteller, sondern ein etymo-
logisches Werk benützt haben muss, und dass dieses Werk kein
anderes ist als das Etymologikon des Orion (lebte unter Theodosios II.,
dieser regierte 408—450). Ein anderer Theil ist aus Nemesios entnommen (Parallelstellen bei Winter, S. 17), andere Stellen aus Galēnos, und zwar aus peri ostön und den angezweifelten horoi iatrikoi
(Voigt, Winter).

Mehrere Angaben gehen auf die Thiergeschichte des Aristotelēs
zurück. Winter, S. 19, behauptet, diese Abschnitte seien so wesentlich
umgestaltet, dass sich bei der Weise, wie Meletios sonst arbeitet, der
Schluss aufdränge, er habe nicht den Aristotelēs selbst eingesehen,
sondern seine Kenntnisse durch ein Mittelglied erworben. Da Winter
auf den Gegenstand nicht näher eingeht, so sei er hier besonders
behandelt.

Man vergleiche zu diesem Zwecke folgende Stellen:

Meletios, π. τ. τ. ἀνθρ. κατασκ. α'. περὶ τῆς κεφαλῆς καὶ τῶν ταύτης ὀστῶν καὶ
ῥαφῶν· καὶ περὶ ἐγκεφάλου. (Cramer III, p. 53, lin. 4—17.)
ἔχει δὲ ἡ κεφαλὴ σχήματα — κρανία.
Hippokrates, π. τοπ. τ. κ. ἀνθρ. (K. II 108).
αἱ κεφαλαὶ ῥαφὰς ἔχουσιν — οὐδὲ ταύτῃ ῥαφή.
Hippokrates, π. τ. ἐν κεφ. τρωματ. (K. III 346).
τῶν ἀνθρώπων αἱ κεφαλαὶ — διὰ μέσης τῆς κεφαλῆς.
Aristotelēs, Thierkunde I Kap. 7 (Aubert-Wimmer I 40, Bd. I, S. 214).
[τὸ κρανίον] ἔχει δὲ ῥαφὰς — οὐδεμίαν ἔχουσα ῥαφήν.
Aristotelēs Thierkunde III K 7 (A W III 55, Bd. I, S. 333).
[τὸ κρανίον] ἔστι δὲ οὐ πᾶσιν ὁμοίως ἔχον — οὐ ἔχουσα ῥαφάς.
Galēnos, π. ὀστ. τ. εἰσαγ. κεφ. α' (K. II 740) καὶ πρῶτόν γε, ὅτι παρὰ τὸ σχῆμα
— σχήματι συναλλοιούμεναι.

Man ersieht daraus, wie sich der Verf. aus einer Menge von Angaben, welche
nicht genau miteinander übereinstimmen, ein Mosaik bildet, indem er bald hier,
bald dort einen Satz entnimmt und sie aneinander kittet.

Meletios K., ς'. περὶ τῆς ἄνω γέννος καὶ τῆς κάτω. (Cramer III 74) λέγεται καὶ
ἄνω γένους — καὶ τρίχας.
Aristotelēs, Thierkunde I K 11 (A W I 50' Bd. I, S. 222).
ἔτι δὲ σιαγό δύο — τὴν ἄνω μόνον.

Meletios wiederholt hier die Fabel des Aristotelēs, das Krododil bewege den
Oberkiefer, gibt jedoch nicht den Wortlaut der Thierkunde, auch erweitert er den
Bericht durch den Zusatz, auch der Vogel Phoenix bewege den Oberkiefer. Woher
dieser Zusatz entnommen ist, kann ich augenblicklich nicht entscheiden. Bei Plinius
(n. h. X 2) und in Aelians Thiergeschichten (VI 58) finde ich ihn nicht, ebenso wenig
bei Galen und Herodot (II 73).

Meletios, κεφ. ι'. περὶ στόματος (Cramer III 82 lin. 18—28).
εἰσὶ δὲ τῶν ὀδόντων — τοὺς παῖδας ὧραν.
Aristotelēs, Thierkunde II 1 (A W II, S. 226).
ἔστι δὲ καὶ περὶ τοὺς ὀδόντας — τῶν γενῶν.

Meletios beruft sich hier auf Aristotelēs und citirt dessen systematische Eintheilung der Thiere, welche aber bei Aristotelēs in dieser Weise nicht vorkommt.
Auch nimmt er in sein Citat Thiere auf, welche Aristotelēs nicht genannt hat, andererseits lässt er wiederum einige aus, welche bei Aristotelēs vorkommen. Meletios scheint
also die Originalstelle nicht gekannt zu haben, sondern er hat seinen Bericht aus
zweiter Hand bezogen.

Es geht daraus thatsächlich hervor, dass er weder die Thierkunde des Aristoteles, noch (wie Winter S. 21 nachweist) den Hippokrates im Urtext gekannt hat, obzwar er beide citirt. Er thut dies

aber ebenso falsch, wie er des Galënos peri chreias als peri fyseōs morion anführt. Er dürfte über sie ebenso aus fremden Quellen berichtet sein, wie er den Ammonios, Kronios Dinarchos, Jamblichos, Porfyrios, Pythagoras, Xenokrates, die Epikuräer, die Manichaer, sämmtlich nach Nemesios citirt, wie er z. B. auch eine Stelle angeblich aus Homer anführt, welche sich jedoch nicht bei Homer, sondern bei Apollönios von Rhodos findet und wie sich von 9 Citaten aus Platon 6, von 5 aus Aristotelēs 4, von 3 aus Galen 2, von 6 aus Hippokrates 1 bei Nemesios finden (Winter, S. 24).

Durch die ganze Schrift zieht sich die Absicht, Gottes Weisheit darzulegen und nachzuweisen, wie sie sich in der Gestaltung des menschlichen Körpers und in dessen Thätigkeit kundgibt. Auch für Meletios gilt als Grundlage der gelegentlich angeführte Ausspruch des Gregorios von Nazianz: „Bewundre Mensch, wie du gebildet und gestaltet bist, und wie gross Gottes Weisheit in deiner Erschaffung sich bezeugt, und was für ein Naturgeheimniss darin innewohnt." Indessen ist Meletios noch immer frei von jener unbedingten Durchführung des Zweckmässigkeitsgedankens, wie er sich später bei Theofilos und gar bei den Arabern entwickelt hat.

Wie aus der Anlage des ganzen Werkes sich von selbst ergibt, verzichtet der Verf. völlig auf eine systematische Wiedergabe der Anatomie. Einzelne Abschnitte derselben lässt er, als in seinen Rahmen nicht gehörig, ganz beiseite. Im grossen Ganzen ist die Ausbeute an anatomischen Einzelnheiten sehr gering. Die Erörterungen derselben bilden eigentlich nur die Grundlage für Auseinandersetzungen, welche sich auf dem Gebiete der Fysiologie, Psychologie, Fysiognomik, Grammatik, spekulativen Theologie und Filosofie bewegen. Meletios war eben nicht Anatom, sondern naturfilosofisch angehauchter Theolog. Umsoweniger darf es Wunder nehmen, wenn er anatomische Berichte auf Treu und Glauben übernimmt und ohne weitere Kritik wiedergibt.

Anmerkung. Einige noch unveröffentlichte Handschriften, deren Inhalt mit Meletios vielleicht irgendwie zusammenhängt, sind:

Cod. Vindob. XIV Lambec VI p. 231:

n. 1. Schrift eines Ungenannten über die Zusammensetzung des Menschen, „zusammengestellt aus Galen, Hippokrates und Meletios".

n. 4. Anonymi auctoris eclogae graecobarbarae e Meletii iatrosophio in capp. 217 divisae.

Cod. Ambrosianus L 110 n. 2 (Dietz Schol. I praef. p. XX), eine etymologische Abhandlung mit dem Titel:

$$\pi\varepsilon\varrho\grave{\iota}\ \grave{\varepsilon}\tau o\mu o\lambda o\gamma\iota\varkappa\tilde{\eta}\varsigma\ \varkappa\alpha\tau\alpha\sigma\varkappa\varepsilon\upsilon\tilde{\eta}\varsigma\ \tau o\tilde{\upsilon}\ \grave{\alpha}\nu\vartheta\varrho\acute{\omega}\pi o\upsilon.$$

Der Anfang erklärt die Ausdrücke kranion, metafrena, malla, mystax. Voigt (S. 5, Anm. 14) vermuthet darin Bruchstücke aus Meletios. Ein endgiltiges Urtheil vor Veröffentlichung des Ganzen ist nicht rathsam.

Theofilos.

Ausgaben.

1. *Crassus (Jun. Paul.) Medici antiqui graeci, Aretaeus, Palladius, Ruffus, Theophilus — a Jun. Paulo Crasso — Basileae 1581, 297 pp., index, 212 pp., scholia, index. 4". (Crassi collectio, lateinisch.) 2. *Dietz (Frid. Reinh.) Apollonii Citiensis, Stephani, Palladii, Theophili, Meletii, Damascii, Joannis, aliorum Scholia in Hippocratem et Galenum e codd. — primum graece. Regimonti Pruss., Fratr. Borntraeger.

1834, voll. I, II. 361 + 544 pp. 8". 3. *Ermerins (F. Z.) Anecdota medica graeca e codd. mss. Lugd. Bat., S. et J. Luchtmans 1840. 827 pp. 8". 4. *Fabricius (Jo. Alb.) Bibliotheca graeca. Ed. sec. Hamb. Vol. I—XIV. 1708—1728. 4". (Vol. XII. Theoph. Protosp. 11. V de hom. fabrica.) 5. *Greenhill (Guil. Alex.) Theophili Protospatharii de corporis hum. fabrica libri V. Oxon. Typogr. acad. 1842, 367 + 54 pp. gr. 8". (Sorgfältigste, mit sehr werthvollen Anmerkungen versehene Ausgabe von P. t. t. anthr. katask.) 6. *Ideler (Jul. Ludov.) Physici et medici graeci minores. Cong. ad. fid. codd. mss. Berol., G. Reimer. vol. I. 1841 pp. 440. vol. II. pp. 464. 8". 7. *Stephanus (Henr.) Medicae artis principes post Hippocratem et Galenum — 1567. Excud. Henr. Steph. Paris. 2 voll. fol. (Collectio Stephaniana, lat.)

1. Lebensumstände des Theofilos.

Die bekannten Träger dieses häufigen Namens sind verzeichnet bei Jöcher[1]) und Fabricius. Die ·diesen Namen führenden Schriften, hauptsächlich medicinischen Inhaltes, sind:

a) { 1. $\pi\varepsilon\varrho\grave{\iota}$ $o\breve{v}\varrho\omega\nu$ = vom Harn.
{ 2. $\pi\varepsilon\varrho\grave{\iota}$ $\delta\iota\alpha\chi\omega\varrho\eta\mu\acute{\alpha}\tau\omega\nu$ = von den Kothausscheidungen.

Ueber die Zusammengehörigkeit herrscht kein Zweifel. Es beruft sich nämlich der Verf. von a 2 auf a 1.[2]) Die Wiener Handschrift von a 1 nennt als Verf. einen Theofilos monachos, ebenso die Handschrift eines Auszuges (synopsis) aus a 1 daselbst. In der lateinischen Uebersetzung, welche in der Articella enthalten ist, dann bei Johannes Aktuarios (1281—1328)[3]) heisst der Verf. von a 1 einfach Theofilos, ebenso der Verf. beider Schriften nach den Handschriften der Bodleiana, herausgegeben von Guidot, wiederholt bei Ideler.

b) $\pi\varepsilon\varrho\grave{\iota}$ $\sigma\varphi\upsilon\gamma\mu\tilde{\omega}\nu$ = vom Puls.

Erste Ausgabe von Ermerins (nach den Handschriften A ms. Vossian. Leidens., B C D E codd. Paris. n. 2220, 2229, 2257, 2219) unter dem Titel $\Theta\varepsilon o\varphi\iota\lambda o\upsilon$, $\beta\alpha\sigma\iota\lambda\iota\kappa o\upsilon$ $\pi\varrho\omega\tau o\sigma\pi\alpha\vartheta\alpha\varrho\iota o\upsilon$ $\kappa\alpha\iota$ $\dot{\alpha}\varrho\chi\iota\alpha\tau\varrho o\upsilon$[4]) $\pi\varepsilon\varrho\iota$ $\sigma\varphi\upsilon\gamma\mu\omega\nu$.

Anmerkung. Liber Philareti de pulsibus
Diese im Mittelalter sehr beliebte Abhandlung ist mit der Schrift peri sfygmon des Theofilos prōtospatharios nicht zu verwechseln. Sie geht auf eine griechische, bisher nicht veröffentlichte Urschrift zurück, welche sich vielleicht in der wiener Handschrift Nessel III p. 38 verbirgt. Von dieser Urschrift bestehen zwei lateinische Uebersetzungen. Erstens die der Articella als Phylaretus de pulsibus. Sie ist bereits vom Verf. der zweiten salernitaner Anatomie citirt um 1100 (alius vero ad superiora descendens [ascendens, sc. ramus arteriae] variis dividitur ramis, ut in pantegni legitur et in philarito diximus). Sollte er der Uebersetzer sein? Die zweite Uebersetzung hat Albanus Torinus Vitodurensis 1533 herausgegeben. (Sie ist auch in der Collectio Stephaniana aufgenommen als Anhang zum Aetios p. 844—850 unter dem Titel Philareti medici de pulsuum scientia libellus.) Die der Articella ist, obzwar der Inhalt beider völlig übereinstimmt, weitaus knapper. Für die Entstehungszeit der griechischen Urschrift bieten sich folgende Anhaltspunkte:
1. Der Verf. sagt: Wer sich die Kenntniss der Pulslehre eingehender aneignen will, der wisse, dass in den „16 Büchern" von der Pulsthätigkeit gehandelt wird. Gemeint ist die alexandriner Encyklopädie der galenschen Bücher; damit ist auch die Quelle des Philaret gegeben, nämlich Galēnos in der alexandriner Ausgabe.
2. Der Philaret wird bereits im Continens des Râzî citirt. Râzî starb 923 oder 932.
Die Verfassung des Philaretos peri sfygmon fällt also etwa in die Jahre 600—900.

---

[1]) *Joecher (Chr. Gottl.), Allgem. Gelehrten-Lexikon. Leipzig 1750—1751. 4 Bde. 4⁰.
[2]) Ideler I p. 397. prooim. § 2.
[3]) Vgl. dessen Schrift über den Harn bei Ideler II p. 5.
[4]) A. $\dot{\alpha}\varrho\chi\iota\eta\varepsilon\varrho o\tilde{\upsilon}$ C. $\dot{\alpha}\varrho\chi\eta\iota\tau\varrho o\tilde{\upsilon}$, bedeutungslose Schreibfehler.

Die Aehnlichkeit der Schriften über den Puls des Theofilos und des Philaret erklärt sich daraus, dass beide aus einer und derselben Quelle geschöpft haben. Doch lässt der weitaus kürzere Philaret seiner eigentlichen Abhandlung noch eine Einleitung anatomischen Inhaltes vorangehen, welche bei Theofilos fehlt, auch ist letzterer gründlicher.

Wer sich unter dem Pseudonym Philaretus (auch Philaritus, Philertus) verbirgt, ist vorderhand nicht festzustellen. Den Unterschied zwischen Theofilos peri sfygmōn und Philaretus de pulsibus hat schon Ermerins wahrgenommen, ohne jedoch auf den Gegenstand näher einzugehen.

c) Zwei Schriften, deren Autorschaft nicht ganz genau festgestellt ist.

1. *περὶ πυρετῶν σύντομος σύνοψις* = über Fieber.

Bei Ideler I 107—120 unter dem Namen des Palladios, laut Ermerins[1]) vielleicht von Stefanos. Nach der neuesten Ausgabe des Demetrius Sicurus[2]) gar von Theofilos und Stefanos Athenaios.

2. Scholien zu den Aforismen des Hippokrates.

Bei Dietz II 236—544 dem Theofilos Prōtospatharios und Damaskios zugeschrieben. Ersterer ist im cod. Vind. philos. LXXIV saec. 15 genannt. Im Anagramm nennt die lateinische Ausgabe von L. Corradi den Verf. Philotheus.

d) Zwei bisher nicht berücksichtigte, nur handschriftlich erhaltene Werke.[3])

1. *περὶ φλεβοτομίας* = über den Aderlass.

2. *Θεοφίλου φιλοσόφου πόνοι περὶ καταρχῶν πολεμικῶν.*

Ich lasse behufs bequemerer Uebersicht einen Auszug des Angeführten folgen:

ein Verf. { peri uron peri diachorēmaton }	. . .	Th. monachos
	peri sfygmon	Th. bas. prōtosp. k. archiat.
vielleicht { peri pyretōn	Th.
ein Verf. { scholia	Th. prōtospatharios.
	peri flebotomias	Th.
	p. katarchon polemikōn. . .	Th. filosofos.

e) *περὶ τῆς τοῦ ἀνθρώπου παρασκευῆς βιβλία ε'.* = Ueber die Einrichtung des menschlichen Körpers, 5 Bücher.

Griechische Ausgaben. 1. Paris 1540. 16⁰ griechisch. (Douglas p. 30. Von Choulant's Bücherkunde, S. 88, nicht erwähnt.) 2.* Paris 1555. Theophili de hom. fabr. libri V. Ap. Guil. Morelium 8". (Nach einer pariser Handschrift der k. Bibl. Griechischer Text. 84 S. Nach Fabricius XII 648 gehört dazu als Beilage die lateinische Uebersetzung des Crassus. Sie fehlt im Exemplare der wiener Universitätsbibliothek. (Auct. gr. pros. I 1482.) Bei Haeser I 462 unrichtig citirt als Patav. 1555. 3.* In der Bibl. gr. des Fabricius XII 785 — 911 griechisch mit gegenüberstehender Uebersetzung des Crassus. Der griechische Text des 5. Buches hat nur 28 Kapitel, die Uebersetzungen des Crassus 38 Capitel, letzterer hat also nach einer anderen Handschrift gearbeitet. 4.* Oxford 1842, von Greenhill. Stellt alle vorigen Ausgaben in den Hintergrund, ist in erster Linie zu benützen.

Lateinische Ausgaben mehrfach. Lateinische Editio princeps die des Crassus, Venet. 1536, 8". (Die übrigen Ausgaben haben heute geringen Werth.) Nach Choulant's Bücherkunde auch in der Collectio Stephan. 1567. Dies ist unrichtig. Ich besitze ein Exemplar dieser selten vollständigen Sammlung im gleichzeitigen Einband, also wohl

---

[1]) Mit Berufung auf Cod. Par. 2219.

[2]) Demetrius Sicurus, Theophili et Stephani. Athen. de febrium diff. ex Hippocrate et Galeno. Florent 1862. 8". 46 pp. (nach einem cod. Laurent.).

[3]) Fabric. bibl. gr. XII p. 654.

unversehrt. Darin ist wohl der Philaretus über den Puls und Theophilus über den Harn enthalten, aber nicht obige Schrift.

Um Verwechslungen vorzubeugen, sei im vorhinein bemerkt, dass im Folgenden, falls nicht anders angegeben, unter Theofilos der Verf. der Schrift über die Einrichtung des Menschen verstanden ist. So klipp und klar nun dieser Theofilos in den meisten Geschichtswerken behandelt erscheint, so sehr zerfliessen beim näheren Eingehen auf die Quellen die Umrisse dieses Bildes. Es ist keine Skepsis, wenn man behauptet, Theofilos ist noch heute ein Geschichtsproblem.

Nach Haeser I 461 stand er am Hof zu Byzanz unter Herakleios (610 [1])—641) in hohem Ansehen. Sehr oft werde er mit seinem bedeutungslosen Hoftitel Protospatharios (Oberst der Garde) angeführt. Ferner heisse er zuweilen monachus, weil er sich zu Ende seines Lebens in ein Kloster zurückzog. Von seinen Schriften besitzen wir die über die Anatomie, über die Stuhlentleerungen, und eine von ihm und seinem Schüler Stefanos von Athen verfasste Abhandlung über die Fieber, welche bis vor kurzem dem Iatrosofisten Palladios beigelegt wurde. Ein dem Theofilos zugeschriebenes Buch über den Harn rühre vielleicht von Stefanos her, ein anderes über den Puls führe in der Regel den Namen des Filaretus, eines vielleicht von Theofilos verschiedenen Arztes.

Dagegen wurde oben gezeigt:

1. Die Schriften über den Harn und über die Stuhlentleerungen gehören ein und demselben Verfasser, d. h. dem Mönch Theofilos an.

2. Die Schrift über den Puls hat zum Verfasser den königlichen Protospatharios und Archiater Theofilos.

3. Die Abhandlung des Filaret über den Puls ist von der vorgenannten wohl zu unterscheiden.

Corlieu (p. 137) trägt nichts neues über diesen Gegenstand vor. Nur als Kuriosität sei erwähnt, dass Th. Guidot in der leydner Ausgabe von peri urōn und peri diachorēmatōn (1703) den Theofilos sogar in die Zeit des Apostels Lukas versetzt.

Die Verlegung des Theofilos in die Regierungszeit des Herakleios stützt sich auf einen Trugschluss des Peter Lambeck (Lambecius, 13. April 1628 bis 3. April 1680), welcher annimmt, dass jener Stefanos, welchen er meint, ein Schüler des Theofilos gewesen sein müsse, da er apo fonēs Theofilu schreibe (VII p. 165). Die von Guidot benützte Handschrift Bodl. hat sogar „Peri urōn Magnu, apo fonēs Theofilu. Telos tōn urōn Theofilu apo fonēs Magnu". (Ueber Magnus von Emesa bei den Arabern vgl. Steinschneider in Virch. Arch., Bd. 142, S. 479.) Da nun jener Stefanos unter Herakleios gelebt habe, so müsse auch Theofilos in diese Zeit verlegt werden. Auf die Unhaltbarkeit dieser Schlussfolgerung hat schon Freind, p. 151, aufmerksam gemacht, aus sprachlichen Gründen den Theofilos für jünger erklärt, ohne sich jedoch auf eine nähere Zeitbestimmung einzulassen. Portal verlegt seine Lebenszeit — allerdings ohne Angabe des Grundes — in den Anfang des 9. Jahrhunderts, um 800. Seither ist die Stefanosfrage in vieler Hinsicht geklärt worden (vgl. besonders Dietz, Scholia), mit der Person des Theofilos haben jedoch

---

[1] Nicht 603, wie bei Haeser steht.

die Herausgeber der kleinen ihm beigelegten Schriften, nämlich Dietz, Ermerins, Ideler sich nicht befasst.

Wäre es sichergestellt, dass der Verf. die Schrift über die Einrichtung des Menschen auch die über den Puls geschrieben hat oder auch die über den Harn und über die Kothentleerungen, so stünden wir vor der Frage: königlicher Protospatharios, sowie Archiater oder Mönch, etwa gar beides?

Die Archiatrie ist von René Briau ausgiebig behandelt (Paris, Masson 1877. Vgl. die Besprechung von M. Salomon in Rohlfs' Archiv II 1879, S. 216 ff.). Misslicher steht es mit dem Begriffe Protospatharios, daher darauf etwas näher eingegangen werden muss. Man vergleiche:

1. Im Glossar von du Cange[1]) folgende Artikel: aspata, protospata, protospatharius, spatha, spatharius, spatharocandidatus.

2. Die Bemerkungen und Literaturnachweise in der Theofilosausgabe von Greenhill.

3. Die Briefe des Fotios (gest. 891) in der Patrologie von Migne, und zwar die Nummern 1. 5. 7. 8. 9. 19. 26. 27. 30. 36. 37. 39. 40. 41. 42. 46. 51. 56. 57. 58. 59. 62. 65. 66., zu Nummer 66 bei Migne II. 983 die Note, dann zu aspatharius das Citat aus Angelo Mai, welcher nachgewiesen hat, dass statt aspatharius überall protospatharius zu lesen ist = dem α'spatharios der griechischen Handschriften.

Aus alledem ergibt sich, dass erstens die massgebenden Lexikographen und Sprachforscher unter spatharios einen Schwertträger verstehen, und zwar sowohl als einfache Knappen, insbesondere aber am Hofe zu Konstantinopel als Leibwachen des Kaisers. Ein protospatharios wäre demgemäss Oberst der kaiserlichen Leibwache. Andererseits geht aber daraus hervor, dass am selben Hofe spatharokandidatos, spatharios, protospatharios wirklich nur eine Rangsbezeichnung ist. Thatsächlich waren mit der Kandidatur zum Spathariat, dann mit diesem, sowie mit dem Protospathariat verschiedene andere Aemter und Würden vereinbar (bei Fotios 1. Johannes protosp. und strategos. 46. Joannes protosp. und drungarios tu ploimu Ebenso 57. Helias. 65. Niketas protosp. und Geschäftsträger der Metropoliten von Kyzikos und Laodikeia. 66. Staurakios, spatharokandidatos und eparchon der Inseln Kypros, besonders aber 39. Theofilos praipositos = Präfect. 41. Theofilos protospatharios. 56. Theofilos protospatharios und sakellarios = Säckler). Es ist nothwendig, dies festzustellen, um zu erweisen, dass die Würde eines protospatharios auch mit dem ärztlichen Berufe, beziehungsweise dem Amte eines Archiater vereinbar ist, also die Bezeichnung bei Ermerins „Theofilos, königlicher Protospatharios und Archiatros" nicht etwa auf einen Irrthum oder einer Fälschung beruht. Es erübrigt noch die Lösung der Frage:

Ist der Archiater Theofilos Protospatharios des Ermerins, d. h. der Verf. der Schrift über den Puls (und der anderen ihm beigelegten Schriften) dieselbe Person wie der Theofilos der Briefe des Fotios, sowie Theofilos, der Verf. der Schrift über den Bau des Menschen?

[1]) *Du Cange, Glossar. med. et infim. lat. dig. Henschel. Paris 1840/50, 7 tomi 4°.

Es muss hier hervorgehoben werden, dass sichere Anhaltspunkte für eine bestimmte Antwort durchaus fehlen. Der Theofilos des Fotios heisst einmal praïpositos, das zweitemal protospatharios, das drittemal protospatharios und sakellarios, aber nie königlicher Archiater oder Archiater schlechtweg. Man kann also einen Zusammenhang zwischen dem Theofilos oder den Theofiloi der medicinischen Schriften und dem Träger oder den Trägern des Namens Theofilos in den Briefen des Fotios nicht erweisen. Es ist aber bisher auch nicht bewiesen, sondern kann nur als einfache Annahme gelten, dass Theofilos der königliche Archiater und Protospatharios, Verf. der Schrift über den Puls (und anderer Schriften), identisch sei mit dem Verf. der Schrift über den Bau des Menschen, denn es ist eine Thatsache, dass die besseren Handschriften den Verf. der Schrift über die Einrichtung des Menschen Theofilos ohne weitere Bezeichnung nennen.

Ermerins hat zu beweisen versucht, dass die Schriften über den Harn, über den Puls, über den Bau des Menschen ein und demselben Verf. angehören, da der Schluss in der Schrift über den Puls, worin der Verf. Christo dankt, mit dem Ausdrucke der Frömmigkeit in den zwei anderen Schriften herrlich übereinstimme. Ich finde allerdings, dass diese Schlusssätze einander einigermassen ähneln, aber erstens, dass zwischen 1 und 2 eine innigere Verwandtschaft besteht als zwischen diesen beiden und 3, zweitens jedoch, dass das doxologische Ende irgend einer byzantinischen Schrift, wenn der Wortlaut einem anderen nicht aufs Haar gleicht, kein genügendes Beweismittel ist. Sind ja doch derartige doxologische Schlusssätze bei den Frommen jener Zeit geradezu an der Tagesordnung. Beispielsweise seien genannt die des Gregorios von Nyssa und Meletios über die Einrichtung des Menschen, sowie des Christoforos, Patriarchen von Alexandrien (um 829 - 842), über das Leben der Menschen.

1. Theofilos (bas. prōtosp. k. archiatr.) π. σφυγμ. (Ermerins, Anecdota p. 77.) καὶ περὶ — συμπράξαντος ἡμῖν.

2. Theofilos π. οὔρων. (Ideler, Physici etc. I. p. 283.) καὶ περὶ — μανθάνειν.

3. Theofilos π. τ. τ. ἀνθρ. κατασκ. (Greenhill. ad fin.) ἅπαντα — ἔχει.

4. Theofilos de corp. h. fabr. (Crassus, Med. antiq. p. 93 ad fin. § 37.) haec — sint tradita.

5. Gregorios von Nyssa π. κατασκ. ἀνθρ. (ed. Oehler p. 200) Ἀλλ' ἐπανέλθωμεν — ἀμήν.

6. Meletios π. τ. τ. ἀνθρ. κατατ. (ed. Cramer III. p. 157. ad fin.) δόξα — ἀμήν.

7. Christoforos Patriarchos Alexandreias, παραίνεσις (ed. Fabric. bibl. graec. XII. Ad fin. p. 674.) χάριτι — ἀμήν.

Aus alldem ergibt sich:

1. Der Zusammenhang der Schrift über die Einrichtung des Menschen mit den übrigen genannten Abhandlungen ist durch nichts erwiesen als durch den gleichlautenden Eigennamen Theofilos und den medicinischen Inhalt.

2. Anhaltspunkte für Konjekturen ergeben sich bei folgenden Personen:

Th. monachos, Verf. von peri uron, peri diachorematon.

Th. basilikos prōtospatharios kai archiatros, Verf. von peri sfygmōn.

Th. prōtospatharios, Verf. der Scholia, vor Stefanos, vielleicht auch Verf. von peri pyreton.

Th., Verf. von peri flebotomias.

Th. filosofos, Verf. von peri katarchon polemikon.

Th. praipositos . . . . ⎫

Th. prōtospatharios . . . . ⎬ bei Fotios um

Th. prötospatharios kai sakellarios ⎭ 857—891.

Anmerkung. Es sei bemerkt, dass Voigt (a. a. O., p. 5, not. 14) und Zarncke (a. a. O., S. 11, Anm. 7) aus der Uebereinstimmung zahlreicher Stellen bei Meletios und Theofilos schliessen, letzterer habe den ersteren abgeschrieben, daher sie nacheinander gelebt haben müssen. Dabei versetzt Voigt den Theofilos gemäss der alten Anschauung ins 7. Jahrhundert. Diese knappen Angaben sind mehr Andeutungen als eine folgerichtige Beweisführung. Der Sachverhalt ist noch näher zu prüfen.

Dass der Verf. Christ war, geht aus mehreren Stellen der Schrift hervor. Weiter lässt sich nicht viel mehr über ihn aussagen, als dass er Theofilos hiess und der byzantinischen Periode angehört. Für die dermalen gänzlich unsichere Zeitbestimmung sind — falls nicht Handschriftenfunde nähere Anhaltspunkte ergeben — vor allem sprachliche Gründe ausschlaggebend, und diesbezügliche Untersuchungen, sowie der Vergleich dieser Schrift mit anderen ähnlichen Inhaltes nothwendig.

2. Theofilos als Anatom.

Mit der Zeit hat sich um die anatomische Thätigkeit des Theofilos ein förmlicher Sagen- und Ruhmeskranz gebildet. Der unabsichtliche Urheber dieser falschen Abgötterei ist der pariser Anatom Jacques du Bois (Jacobus Sylvius 1478—1555), welcher ihm eine Reihe angeblicher Entdeckungen zuschrieb, die dann Douglas weiter verherrlicht hat.

S. 30. homo est plane doctus et de medicina bene meritus, rem anatomieam artificiose tractat.... Primum nervorum par ex primis cerebri ventriculis vult exire, et ad utrumque nasi foramen excurrere et in causa esse, ut odoramenta cerebrum sentiat. Duos musculos palpebrarum occlusioni, ac unum apertioni praeesse ait. Materia seu substantia linguae ex mente illius musculosa est. Inter ligamenta spinae unum colore flavum, naturae inter nervum cartilaginemque mediae, et omnes vertebrarum artus communi vinculo continens describit, a nullo hactenus animadversum, vid. lib. 5. cap. 5. Testium substantiam vascularem ipsi innotuisse, credere est, capite enim 27. lib. 5. inquit, vascula multa capillacea, araneali tenuitate per substantiam glandulos-am sparguntur.

Portal hat Douglas einfach alles nachgeschrieben (I 129), aber den trockenen Behauptungen einen falschen Sinn unterlegt:

Douglas 1734.	Portal 1770.
Primum nervorum par ex primis cerebri ventriculis vult exire, et ad utrumque nasi foramen excurrere, et in causa esse, ut odoramenta cerebrum sentiat	Il est le premier qui ait vu que la premiere paire des nerfs, qui des ventricules antérieurs du cerveau va s'épanouir sur la membrane pituitaire, est l'organe immédiat de l'odorat.

Sprengel hat einen weiteren Theil zur Verherrlichung des Theofilos beigetragen. Er lässt die Angaben von Douglas, beziehungsweise Portal ganz unberücksichtigt. Dafür liefert er weitere Beiträge:

„Hie und da hat er Galen's Beschreibungen deutlicher und bündiger vorgetragen als Galen selbst; oft auch aus anderen Quellen geschöpft, wodurch dem Galen widersprochen wird. So beschreibt er die Aponeurose der flachen Hand mit ihrem kurzen Spannmuskel besser und deutlicher als sein Vorgänger I 8. Dem

Metatarsus gibt er fünf Knochen, da Galen nur vier in demselben angenommen hatte I 21. Gut beschreibt er die Fasern der Gedärme II 8, und die Gelenkbänder der Beckenknochen I. 23. Aus einer Stelle, wo er von der Zergliederung der Ziegen spricht V 20, sollte man wirklich schliessen, dass er selbst wenigstens Thiere geöffnet habe, wenn nicht offenbare Unrichtigkeiten in Menge vorkämen, die von der gänzlichen Unbekanntschaft des Verf.'s mit der Anatomie zeugten. So lässt er den gemeinschaftlichen Gallengang sich in den leeren Darm endigen II 7; behauptet, dass die Traubenhaut die Krystalllinse einschliesse IV 20, und dass die harte Hirnhaut über dem Siebbein durchlöchert sei IV 12."

(Freind, S. 152, hatte sich auf die kurze Bemerkung beschränkt, pluraque a Galeno sumit: cujus Libros de Usu Partium saepe ita religiose exscribit, ut in Asperae Arteriae descriptione versum eundem Homericum ponat quem adduxerat Galenus. . . . Verum in quibus locis hic a Galeno discrepet, aut ei quippiam adjiciat, melius ab erudito Juvene explicabitur . . . .)

Haeser (I, 462) stimmt in das Urtheil Sprengel's ein:

„ . . . Verständniss der Vorarbeiten, besonders des Galen und Rufus, klare Schreibart. Die sorgfältige Beschreibung der Handwurzelknochen, der Aponeurosis palmaris, des Musc. palmaris brevis u. s. w. zeugen vielleicht für selbstständige Untersuchungen. Bemerkenswerth ist die Lehre, dass die Gestalt der Wirbelsäule und der Schädelknochen von der Entwickelung des Rückenmarkes und des Gehirnes abhänge. Ferner ist Theophilus der Erste, welcher den Olfactorius als einen besonderen Nerven schildert, obschon er an der siebförmigen Durchbohrung ·der harten Hirnhaut, behufs des Abflusses der unreinen Stoffe des Gehirnes, festhält."

Die Schrift über den Bau des Menschen ist nichts weniger als ein Abriss der systematischen Anatomie. Vielmehr ist das Hauptgewicht auf die fysiologische Bethätigung der Körpertheile verlegt, und insofern ist auch die Bemerkung von Douglas richtig: „rem enim anatomicam artificiose tractat, quum quicquid ferme 17 amplissimis voluminibus de membrorum usu Galenus explicavit, totum id quinque libellis comprehenderit". Allerdings geht der Besprechung der Funktionen stets eine Aufzählung, hie und da auch eine kurze, aber zumeist nur oberflächliche Beschreibung der betheiligten Abschnitte voraus. Sie ist eben von untergeordneter Bedeutung.

Das Vorbild, nach welchem Theofilos schreibt, ist die Schrift des Galenos peri chreias. Ihr schmiegt sich die des Theofilos sowohl dem Inhalte als auch der Anordnung gemäss eng an, wie ein Vergleich beider Schriften aufs augenscheinlichste ergibt.

Am deutlichsten geht dies hervor aus der Analyse des Fabricius (XII 907—911), welche ich hier anschliesse. Sie rechtfertigt vollauf die bündige Erklärung: die Schrift des Theofilos über die Einrichtung des Menschen ist ein christlich-theologischer Auszug aus Galenos peri chreias ohne jegliche Originalität.

<table>
<tr><td align="center">Theofilos
περὶ τῆς τοῦ ἀνθρώπου κατασκευῆς.</td><td align="center">Galenos
περὶ χρείας μορίων.</td></tr>
</table>

I.

1. Vorrede	
2. Eintheilung der Körpertheile	
3. Hände	I 4
4. Finger, Nägel	I 5 sq.
5. Fingerknochen	I 12 sq.
6. 7. 8. 9. Fingergelenke	I 15, 17 sq.
10. Hohlhand	II 3 sq., 6

<table>
<tr><td colspan="2">Theofilo
περὶ τῆς τοῦ ἀνθρώπου κατασκευῆς.</td><td>Galenos
περὶ χρείας μορίων.</td></tr>
</table>

Theofilos   Galenos

περὶ τῆς τοῦ ἀνθρώπου κατασκευῆς.   περὶ χρείας μορίων.

Die Einleitung könnte glauben machen, der Verf. lege die Ergebnisse einer selbstständigen Arbeit vor. Er verschweigt vor allem gänzlich, dass er nur einen Abklatsch von Galens peri chreias wiedergibt. Dem Eingange zufolge könnte man weiters eine ausführliche Anatomie erwarten. Indes erklärt der Verf., er beabsichtige das Muskel-, Nerven- und Gefässsystem nicht zu besprechen, und verweist diesbezüglich auf die einschlägigen Bücher des Galénos:

1. περὶ ἀνατομικῶν ἐγχειρήσεων.
2. περὶ μυῶν κινήσεως.
3. περὶ τῶν Ἱπποκράτους καὶ Πλάτωνος δογμάτων.

Es erübrigt ihm also nur die Erörterung des Knochensystems und der Eingeweidelehre. Jedoch sind auch diese nur so weit behandelt, als es zum Verständnisse der fysiologischen Punktionen nöthig ist. So sind die Gesichtsknochen und ihre Nähte, die Wirbelfortsätze, die Zusammensetzung des Kreuzbeines ohneweiters übergangen.

Am eingehendsten ist noch die Eingeweidelehre (einschliesslich der Sinneswerkzeuge) behandelt. Andererseits ist aus den übrigen Abschnitten der Anatomie, trotz der ausgesprochenen Verwahrung, so viel, aber auch nur so viel aufgenommen, als es das unmittelbare Verständniss der Körperthätigkeit erfordert. So ist die Schultermuskulatur, die Bauchmuskulatur besprochen. Einige der Fingermuskeln sind zu dem Zwecke hervorgehoben, um die Gestaltung der Hohlhand zu erklären. Die Hohlhandaponeurose ist nur deshalb ausführlicher behandelt, um nachzuweisen, wodurch die nothwendige Widerstandsfähigkeit des Ueberzuges der Hohlhand bedingt ist. Die Beschreibung zeugt jedoch nicht für selbstständige Untersuchungen, sondern nur für die Kenntniss des Galenos. Uebrigens findet man in der Erörterung keine Andeutung dafür, als hätte Theofilos diese Aponeurose je untersucht. Auch würde er, falls er sie aus eigener Anschauung gekannt hätte, sich kaum beschränken, ihre Umgebung so oberflächlich zu behandeln, und nur eine so geringe Zahl von Handmuskeln anzuführen.

Von den Gehirnnerven erwähnt er abermals nur jene, welche ihm wichtig sind. Und zwar zählt er, wie Galenos, sieben Paare. Zu dem ersten Paare bemerkt er nebenbei, unter diese Bezeichnung fallen der Riechnerv und der Sehnerv, man könne also dieselben füglich getrennt als erstes und zweites Paar bezeichnen. Er thut dies jedoch in der Folge selbst nicht, sondern bespricht als zweites Paar den motorischen Augenmuskelnerv und als drittes den Gesichtsnerv. Ohne auf diesen Sachverhalt Rücksicht zu nehmen, hat man behauptet, Theofilos sei der Erste, welcher den Olfactorius als einen besonderen Nerven schildert. Man hat dabei aber nicht beachtet, erstens, dass vor und nach Theofilos, und zwar noch recht lange nach ihm die zitzenförmigen Körper als Geruchswerkzeug gelten, zweitens, dass von einer Schilderung des Geruchsnerven bei Theofilos keine Spur vorhanden ist. Thatsächlich hat er ihn nur erwähnt, aber gar nicht beschrieben, so dass die Vermuthung nahe liegt, er habe ihn überhaupt nie gesehen, sondern darunter ebenso wie Galen, nur die corpora mammillaria verstanden.

Dass er sich mit der Untersuchung der Gehirnnerven nicht selbstständig befasst hat, dafür spricht der Umstand, dass er diejenigen, welche er anführt, überhaupt nicht näher beschreibt, dass er sogar den wichtigen Zusammenhang der Sehnerven, sowie das vierte und fünfte Gehirnnervenpaar ganz übergeht. Eine Uebersicht der von Theofilos hervorgehobenen Gehirnnerven gibt folgende Tabelle.

I. { *a)* Riechnerv, { *b)* Sehnerv.
II. Augenmuskelnerv, motorisch.
III. Siehe unten.
IV. } nicht erwähnt. V. }
VI. } siehe im Folgenden. VII. }

	sens.	mot.
Innervation		
Gesicht	III.	III.
Mundhöhle, Rachen, Kehlkopf, Luftröhre	III.	VI.[1])
Zunge	III.	VII.

Bei Besprechung des Gefässsystems beschränkt sich Theofilos auf die Hauptstämme. Das Herz ist nur dem Aeusseren nach beschrieben. Die Klappen, deren Zahl, Lage und Anordnung nicht abgehandelt ist, sind nur als dreizipflig erwähnt, die Herzscheidewand ist überhaupt nicht besprochen.

Es entsteht die Frage, auf welcher Grundlage beruhen die anatomischen Angaben des Theofilos. Hat er selbst Zergliederungen vorgenommen, berichtet er darüber nur als Augenzeuge oder etwa nur als Ohrenzeuge, sind seine Mittheilungen gar nur Wiedergaben gesammelter Lesefrüchte? Die Frage wäre endgiltig entschieden, wenn die Entdeckung des Riechnerven und der Palmaraponeurose dem Theofilos mit Recht zuzuschreiben wäre. Indes beruht diese Annahme, wie gezeigt, auf unrichtiger Deutung einiger diesbezüglicher Textesstellen.

Eine unbefangene Durchsicht und Erwägung aller kritischen Stellen liefert hingegen folgendes Ergebniss. Jene wenigen Angaben, wie sich bei Zergliederungen die anatomische Sachlage etwa gestalte, sind in bedingender Art gehalten, gestatten daher keineswegs anzunehmen, das sich Theofilos dabei auf eigene Erfahrung stütze. Selbst in dem einen Falle, da er bespricht, wie jemand bei kunstgerechter Zerlegung einer trächtigen Ziege die Eihäute und die Frucht gelagert fände (V 19), hat es nicht den Anschein, als wisse Theofilos mehr davon, als wie man aus einer Beschreibung oder als gelegentlicher Zuseher bei einem Thierschlächter erfahren kann. Die zumeist nur oberflächlichen Andeutungen des anatomischen Sachverhaltes, die Verweisungen auf das Studium der Schriften Galens, auf die Lehrmeister der Zergliederungskunst, sprechen schwerwiegend dagegen, dass Theofilos selbst eine solche je betrieben hätte.

Ob er bei Verweisung auf den Unterricht durch Lehrer der Anatomie praktische Uebungen an Thierleichen oder nur theoretische Vorträge oder gar nur das Studium anatomischer Schriften versteht, ist aus dem Wortlaute nicht festzustellen. Es liegt aber sehr nahe,

---

[1]) Motorische Innervation des Kehlkopfes durch den rückläufigen Nerven, einem Ast des sechsten Paares.

letzteres anzunehmen, denn es ist kein bestimmter Anhaltspunkt dafür vorhanden, dass Theofilos oder seine Zeitgenossen praktische Anatomie getrieben hätten. Einer Zergliederung menschlicher Leichen, ja auch nur einer thatsächlich geübten Zergliederung von Thierleichen geschieht nirgends Erwähnung. Die Verweisung des Lesers auf Zergliederungen von Affen, Bären oder in Ermangelung solcher von anderen Thieren ist nur als frommer Wunsch aufzufassen, angeregt durch einen ähnlichen, bereits bei Galen vorkommenden Satz.

Vom anatomisch-literarischen Standpunkt betrachtet, erhebt sich die Abhandlung des Theofilos insofern über die des Meletios, als dieser den Gegenstand ganz allgemein, mit Einbeziehung psychologischer und fysiognomischer Erörterungen, daher das rein Anatomische weniger gründlich behandelt, Theofilos hingegen sich lediglich mit Auseinandersetzungen fysiologischer Fragen auf anatomischer Grundlage begnügt. Allerdings geht er dabei, ebenso wie sein Vorgänger, allerorten von teleologischen Anschauungen aus. Der Hinweis auf Gottes Weisheit und die überall geschaffene Zweckmässigkeit bei Anlage und Bethätigung der Körpertheile schlägt immer und immer wieder durch. Er bildet die Grundlage der gesammten Darstellung. Indem Theofilos seine Betrachtungen durchwegs unter diesem Gesichtspunkte anstellt, lässt er sich ebenso oft wie Meletios zu ganz verkehrten Schlussfolgerungen hinreissen.

3. Anhang: Etymologika.

1. *Bekker (Im.), Suidae lexicon, recogn. 1854. 2. *Christ (W.), Gesch. d. griech. Lit. 2. Aufl. 1890. Absatz „Lexika" S. 700 us. 3. *Daremberg et Ruelle, Rufus d'Eph. Oeuvres. Paris 1879. J. B. Baillière et fils 678 pp. 8". 4. Gaisford (F.), Etymologicum magnum, instr. C. facs. Oxon 1848 fol. 5. *Reitzenstein (Rich.), Gesch. d. griech. Etymologika. Mit zwei Tafeln. Leipz., B. G. Teubner 1897. 408 SS. gr. 8". 6. *Sturz (Frid. Gul.), Etymologicum-Gudianum et alia grammatica scripta, ed. Lips. 1818. 1282 pp. 4". 7 *Sturz (F. G.), Orionis Thebani Etymologicon — prim. ed. Lips. 1820. 258 pp. 4". 8. *Sylburg (Frid.), Etymologicum magnum. Ed. nova. Lips. J. A. G. Weigel. 1816. 1091 pp. 4".

Geringwerthig für die Geschichte der Anatomie, aber unentbehrlich für die Geschichtsforschung auf diesem Gebiete sind die griechischen Wörterbücher, deren Mehrzahl in der byzantinischen Periode entstanden ist. Sie befassen sich auch mit den anatomischen Ausdrücken und gehen in dieser Beziehung zumeist auf Rufos und Soranos zurück. Man findet die einschlägigen Werke bei Christ verzeichnet. Die in mancher Richtung grundlegende Arbeit von Reitzenstein dürfte zum Ausgangspunkte einer Reihe von neuen Untersuchungen auf diesem Gebiete werden. Im obigen sind nur jene Werke mitgetheilt, welche zum Handapparat bei Forschungen über die griechische Anatomie gehören. Berücksichtigenswerth sind auch die anderenorts angegebenen Abhandlungen von Scheele, Voigt, Winter, Zarncke.

III. DIE ARABER.

1. Einleitung.

Literatur.

*Der Koran. A. d. Arab. wortgetreu neu übers. u. m. erläuternden Anm. versehen von Dr. L. Ullmann. 6. Aufl. Bielefeld, Velhagen und Klasing 1872. 550 SS. 8°.

Geschichtswerke:

1. Aschbach (H.), Gesch. Spaniens und Portugals zur Zeit d. Herrschaft der Almorawiden und Almohaden. Frankf. 1833—37. 2. *Aschbach (Jos.', Gesch. d. Ommaijaden in Spanien. 2 Theile, Wien 1860. W. Braumüller. 375, 376 SS. 8°. 3. *Flügel (Gust.), Gesch. der Araber bis auf den Sturz des Chalifats von Bagdad. 2. Aufl. Zeitz und Leipz. J. H. Webel 1867. 418 SS. 8°. 4. *Lane-Poole (Stanley), The mohammadan dynasties. Chronological and genealogical tables w. historical introd. Westminster, Arch. Constable and comp. 1894. 361 pp. 8°. Ein unentbehrliches Handbuch. 5. *Müller (A.), D. Islam im Morgen- und Abendlande. 2 Bde. Berlin. G. Grote 1885--1887. gr. 8°. 6 *Suter (H.), D. Araber als Vermittler der Wissenschaften in deren Uebergang vom Orient in d. Occident. Vortrag vom 30. Sept. 1894. 2. Aufl. Aarau, H. R. Sauerländer u. Co. 1897. 32 SS. Lex. 8°.

Wüstenfeld (Ferd.), Vergleichungstabelle der mohammedanischen und christlichen Zeitrechnung. Leipzig 1854. Wenrich (J. G.), De auctorum graecorum versionibus et commentariis syriacis, arabicis, armeniacis, persicisque commentatio. Lips. 1842. *Wüstenfeld (Ferd.), D. Akademien der Araber u. ihre Lehrer. Nach Ibn Schohba. Göttingen. Vandenhoeck u. Ruprecht 1837. 8°. 136 SS. *Wüstenfeld (Ferd.), Gesch. d. arab. Aerzte u. Naturforscher. Nach d. Quellen. Ebenda 1840. 167 SS. 8°. *Wüstenfeld (Ferd.), D. Uebersetzungen arab. Werke in d. Lateinische seit d. 11. Jahrh A. d. 22. Bd. d. Abh. d k. Ges. d. Wiss. Göttingen. Dietrich. 1877. 133 SS. 4°.

*Papyrus Erzherzog Rainer. Führer durch die Ausstellung, m. 20 Taf. u. 90 Textbildern. Wien 1894. A. Hölder. 293 SS. kl. fol. (Enthält sehr werthvolle urkundliche Daten.)

Arabische Quellenwerke:

1. *Hâdschi Khalfa (Hagi Chalfa), Lexicon bibliographicum, herausg. arab. u. lat. von Flügel. Leipz. 1835—1858. 2. *Ja'akubi (um 872) über die arabischen Uebersetzungen aus dem Griech. in seiner Gesch. Nachricht darüber von M. Klamroth in d. Zeitschr. d. deutsch Morgenl. Gesellsch. 1886, S. 189 ff. 3. *Kifti, Die Ausgabe seines Gelehrtenlexikons steht noch bevor. 4. *Nadim (Muhammed ben Ishâk en-Nedim, 987), Kitab-al-Fihrist. M. Anmerkungen herausg. v. G. Flügel, besorgt von J. Roediger u. A. Müller. 2 Bde. 4° Leipz. 1871/72. Nur arabisch. 5. *O'seibia. Ibn Abu Useibia Muwaffik ed-Din el-Chazredschi, gest. 1269. Quellenwerk zur Geschichte der Aerzte. Herausg. v. Müller 1884. Nur arabisch.

Zur Transscription: 1. *Xme Congrès international des orientalistes
Sess. de Genève. Rapp. de la commiss. de transscription. E. J. Brill à Leide 1894.
15 pp. 8°. 2. *Kuhn (E.) u. Schnorr v. Carolsfeld (H.), D. Transscription fremder
Alphabete. Leipz. O. Harrasowitz 1897. 15 SS. 8°.
    Medicinische Literaturgeschichte:
    1. *Klamroth (M.), Ueber die Gesch. des Ja'akubi in der Zeitschr. d. D. M.
Ges. 1886. S. 189 ff. 2. *Leclerc (Lucien), Histoire de la médecine arabes. Paris,
E. Leroux 1876. I 587 pp. II 526 pp. gr. 8°. (Eingehende Kritik dieses etwas oberflächlichen Werkes von Steinschneider in Rohlfs' Arch. f. Gesch. d. Med., Bd. 1. 1878.)
3. *Reiske (Jos. Jac.) et J. E. Fabri, Opuscula medica ex monim. Arab. et Ebr.
Iterum. recens. Ch. G. Gruner. Halae J. J. Gebauer v. et. f. 1776. 144 pp 8°.
4. *Steinschneider (Mor.), D. griech. Aerzte in arab. Uebers. Virch. Arch., Bd.
124, S. 115—136, 268—296, 455—487.

Die Geschichte der Anatomie bei den Arabern haben nur wenige
Historiker beachtet, und selbst in diesem Falle sie geradezu nur gestreift. Sie gingen von der durch Haeser (I 560) hervorgehobenen
Annahme aus, der Heilkunde der Araber gehe die Selbstständigkeit
ab. Am grellsten trete dieser Mangel auf dem Gebiete der Anatomie
(und Fysiologie) hervor. Von einer selbstständigen Pflege konnte
nicht die Rede sein, weil Galen's Schriften allen Anforderungen ge-
nügten. Dazu komme, dass nach der Lehre des Korans schon die Be-
rührung einer Leiche verunreinigt, dass das Leben durch den Tod
nicht völlig erlischt, da der zurückbleibende Lebensfunke am Tage
des Gerichtes neu erweckt wird. Da ferner der Koran die Abbildung
lebender Gegenstände verbietet, so entbehre die arabische Medicin
selbst den dürftigen Ersatz anatomischer Abbildungen. Weiters beruft
sich Haeser auf Toderini, demgemäss schon die Frage, ob menschliche Leichen zergliedert werden dürfen, gesetzwidrig sei. Selbst wenn
jemand vor seinem Tode die kostbarste, einem Anderen gehörende
Perle verschluckt hätte, so dürfte er nicht secirt werden. Auch den
unter den Arabern lebenden Juden und Christen sei verboten gewesen, sich mit der Anatomie zu beschäftigen. Nur selten gedenken
einzelne Schriftsteller der gelegentlichen Untersuchung von Knochen
in Beinhäusern u. s. w. Abd el-Letif z. B. untersuchte über 2000
menschliche Schädel und berichtigte hernach den Irrthum Galen's,
dass der Unterkiefer aus zwei getrennten Theilen zusammengesetzt
sei. Ebenso bestehe das os sacrum nicht aus sechs, sondern in der
Regel nur aus einem Knochen. Andere, z. B. Rhazes, scheinen sich
mit der Untersuchung von Thierleichen beschäftigt zu haben. Deshalb enthalte die arabische Literatur auch nur einen einzigen die
Anatomie betreffenden, noch dazu sehr schlecht erhaltenen Codex,
den Dissector (nicht „Director" [Wüstenfeld]) des Muhammed el-
Gafiki.
Ganz ähnlich hatte sich Sprengel II 358 geäussert, indem er
angab, gerade die Anatomie sei am wenigsten von den Muhammedanern bearbeitet. Die Zergliederung menschlicher Leichname
verunreinige nicht allein den Moslem, sondern sie werde auch durch
mehrere Glaubenslehren durchaus verboten und unmöglich gemacht.
Die Muhammedaner lehren nämlich, dass die Seele nach dem Tode
nicht auf einmal den Körper verlasse, sondern sie ziehe sich nach
und nach aus einem Gliede ins andere und endlich in die Brust. Der
Todte müsse also durch jede Section gemartert werden. Dazu komme
die bei den Muhammedanern allgemein herrschende, von den Juden

angenommene Lehre, dass die Todten in ihren Gräbern von zwei
Engeln, Nakhir und Monker, gerichtet werden, und dass diese
Prüfung von den Leichnamen in aufrechter Stellung ausgehalten
werden müsse. Es durfte also von den Leichnamen nichts verloren
gehen, wenn dies Gericht über sie gehalten werden sollte. Weiters
verweist Sprengel auf Toderinis von Haeser wiedergegebene Nachricht,
sowie auf Abdollatif, indem er sagt: Die arabischen Aerzte lernten
ihre Anatomie durchgehends aus den Schriften der Griechen, und
beteten hierin besonders dem Galen nach. Aeusserst wichtig sind in
dieser Rücksicht Abdollatif's Aeusserungen, weil man aus denselben
lernt, dass die muhammedanischen Aerzte doch die Gelegenheit nicht
versäumten, wenn sie in Beinhäusern den Knochenbau des menschlichen Körpers studiren konnten. Dieser Arzt trägt den sehr ver-
nünftigen Grundsatz vor, dass die Anatomie nicht aus Büchern allein
erlernt werden könne, und dass selbst Galen's Aussprüche der Autopsie
nachgehen müssen. Zum Beweise dessen erzählt er, dass er einmal
einen Haufen zusammengeworfener Knochen untersucht und gefunden
habe, dass der Unterkiefer nur aus einem Knochen bestehe, und dass
das Kreuzbein bisweilen zwar aus mehreren zusammengesetzt sei, aber
meistens nur einen Knochen enthalte. Galen habe also mit Unrecht
diesen Knochen eine zusammengesetzte Struktur beigelegt.

Kurz und bündig äussert sich über die Araber Portal I 135:
„L'Anatomie ne fit sous eux presque aucun progrès, on n'en sera pas
surpris lorsqu'on saura que la plûpart étoient Mahométans, et que
cette Religion leur défendoit de toucher à aucun cadavre humain;
ceux d'entre eux qui étoient Chrétiens, sur lesquels conséquemment
cette défense ne s'étendoit pas, semblerent s'être imposé la loi
d'imiter servilement les Anatomistes qui les avoient précédés."

Eine nähere Prüfung der Thatsachen ergibt, dass die Urtheile
der angeführten Autoren viel zu allgemein gehalten sind. Es ist zwar
richtig, dass die Glaubenslehre der ausübenden Anatomie nicht hold
war, ebenso, dass letztere, wie überhaupt die ganze arabische Medicin
auf griechischen Quellen fusst, daher auf keine besondere Selbstständigkeit Anspruch erheben kann. Es wäre jedoch unrichtig, anzunehmen, die Araber hätten die Anatomie vernachlässigt. Im Gegen-
theil, der Vergleich ergibt, dass sie ihr zumindest ebenso viel, wenn
nicht mehr Interesse entgegenbrachten, als die Griechen der byzantinischen Periode. Dies erhellt schon aus einer flüchtigen Uebersicht
der nicht wenigen anatomischen Werke, welche die Literatur der
Araber aufweist. Sie zerfallen in zwei Gruppen (*A.* Uebersetzungen,
B. Selbstständige Arbeiten), welche zwar nicht streng voneinander
zu trennen sind, aber sich dennoch dadurch voneinander unterscheiden, dass im ersten Zeitraum die Uebersetzungen überwiegen.

Vorbemerkung. Im Folgenden bedeutet:
L. = Leclerc, Histoire de la médecine arabe.
Os. = Oscibia.
St. = Steinschneider in Virch. Arch., Bd. 142.
W. = Wüstenfeld, Gesch. d. arab. Aerzte u. Naturf.

2. Erste Gruppe.

(Erster Zeitraum, vorwiegend Uebersetzungen, Hauptsitz der literarischen Thätigkeit: Badgad.

1. **Dschabril ben Bachtischua.**
Leibarzt des Kalifen Harun el-Raschid, gest. 828 (W. 28, L. I 140).
Er begann eine Uebersetzung der Anatomie des Galēnos, gab
jedoch seine Absicht auf, als er den Honein ben Ischak kennen
lernte.

2. **Jahja ben Mâserweih (Mesue der Aeltere),**
Schüler des Dschabril ben Bachtischua, Direktor des Krankenhauses in Bagdad, Arzt des Kalifen Harun el-Motewekkil, geb. um 777,
gest. 857 (W. 59, L. I 109). Verf. einer Anatomie (W. 59, 27 De
anatomia, verweist vergleichend auf Casiri Esc. I 316).

3. **Honein ben Ischak (Johannicius).**
Geb. 809, gest. 30. November 873 (W. 69, L. I 190, St. 269 ff.),
Schüler des Jahja Ben Mâserweih, lebte hauptsächlich in Bagdad.
Seine für die Literaturgeschichte wichtige Verwandtschaft gibt folgende
Tabelle:

Ischak		
Honein ben Ischak		**Tochter,** deren Gatte Hassan
Daud ben Honein	**Ischak** ben Honein	**Hobeisch** ben el-Hassan el-A'sem.

Kraft seiner Kenntniss des Syrischen, Arabischen und Griechischen
hat Honein eine grosse Reihe von Uebersetzungen geliefert, sowie die
Uebersetzungen des Hobeisch, Isa ben Jahja und Anderer durchgesehen und korrigirt. Auch hat er einen Katalog (fihrist) der Werke
des Galēnos verfasst.

Die wichtigsten seiner Uebersetzungen sind:

1. Hippokrates, Ueber die Natur des Menschen. Nach Nadim drei
Traktate. Galen's Kommentar dazu wurde von Isa ben Jahja übersetzt (L. I 233 legt die Uebersetzung dem Honein bei). Ibn Tajjib hat
den Text dieses Buches kommentirt (St. 129, 11).

2. Die „16 Bücher" des Galēnos (alexandriner Encyklopädie).
Nach Os. hat Musa ben Khalid einige der „16 Bücher" nach
einer syrischen Uebersetzung des Serdschis (Sergius) ins Arabische
übertragen, die Uebersetzung des Honein sei aber besser. Kommentare
dazu von Ibn abi'l Asch'ats (um 970. W. 107). Lesefrüchte daraus von
Ibn el-Tajjib (St. 279). Hebräische Uebersetzung von Simson ben Sa-
lomo 1322 (St. 278).

3. Oreibasios, und zwar die Eingeweidelehre aus den synagōgai
iatrikai.

Diese Bestimmung bedarf einer besonderen Erklärung. Es legt
nämlich St. 476 seiner Aufzählung der arabischen Uebersetzungen
der Werke des Oreibasios den Fihrist des Nadim (987) zugrunde
und nennt:

Nr. 3. Anatomie der Eingeweide, verweist auf Oseibia, Wenrich und Leclerc (welcher nur un traité d'anatomie angibt), schliesslich auf die Vorrede des Alí ben Abbâs zum Maleki. Alí soll demgemäss in der folgenden Nr. 5 ein einziges Kapitel über Anatomie gefunden haben.

Nr. 5. Buch der siebzig, ein Traktat, ins Syrische übersetzt von Honein und Isa ben Jahja. St. frägt nun, ist es das Buch der grossen Pandekten, woraus Oseibia eine Stelle citirt?

Dazu sei bemerkt, dass Alí ben Abbâs in der Vorrede des Maleki (nach der Uebersetzung des Stefanos von Antiochien, * Ed. Lugd 1523 f. 5 v. cd.) sich über Oreibasios folgendermassen äussert:

Fecit et Oribasius librum-Magnus autem eius, quem ad reginam (!) in septuaginta scripsit sermonibus, usque in hoc (!) tempora non inuenitur liber, nisi sermo unus expilationem continens viscerum.

D. h. die Septuaginta des Oreibasios war verschollen und es fand sich zur Zeit des Alí nur die Eingeweidelehre. Daraus folgt aber, dass die Nrn. 3, 5 des Nadim-Steinschneider in eine einzige zusammenzuziehen sind, beziehungsweise dass die Synagōgai iatrikai als Ganzes weder dem Honein (809 – 873), noch dem Fihrist des Nadim (987), noch dem Alí ben Abbâs (gest. 994) bekannt waren, dass jedoch Alí daraus die Eingeweidelehre kannte, welche zweifellos Honein und Isa ben Jahja ins Syrische übersetzt hat.

Ausser seinen zahlreichen Uebersetzungen hat Honein mehrere selbstständige Werke verfasst. Darunter ist hervorhebenswerth die Einleitung in die Medicin (mudkhil), deren lateinische Uebersetzung als Isagoge des Johannicius (Hysagoge Joannitij in medicina) in der Articella Platz gefunden hat (die Hs. Montpellier Nr. 188 nennt fälschlich als Verf. den Joh. Serapionis fil). Weiters schrieb Honein ein selbstständiges Werk „Ueber die Benennung (tasmijja) der Glieder", nach Galen (St. 468, 5).

Die anatomische Literatur verdankt also dem Honein folgende Bereicherung:

1. Eingeweidelehre, übersetzt aus Oreibasios.
2. Knochenlehre
3. Muskellehre   übersetzt aus der alexandriner Encyklopädie
4. Nervenlehre   der „16 Bücher" des Galēnos.
5. Gefässlehre
6. Ueber die Benennung der Glieder, nach Galen.
7. Anatomica unbestimmten Inhaltes.

Bemerkt sei noch, dass Honein die Schrift des Galēnos über die Anatomie des Hippokrates gekannt, und auch das Buch des Hippokrates über Embryonen (peri gonēs) darin besprochen fand. Nach Oseibia hat er sogar Einiges aus letzterem ins Arabische übersetzt. (Näheres St. 130, wo der Kommentar des Gesios, die syrische Uebersetzung des Sergius, die arabische Uebertragung des syrischen Textes durch Ibn Schahdi Karki, der Kommentar des Ahmed Sarakhsi u. A. erwähnt sind.)

Anmerkung. Wüstenfeld, S. 29 nennt unter den Uebersetzungen des Honein:
1. de urinis, de marasmo, de ossibus, de dissectione nervorum, de venarum et arteriarum sectione. Sie stehen zusammen in der Bibl. Medicea Laurent. et Palatin. als Nr. 235 und bei Lambecius, Comm. de bibl. caes. Vind. I,

p. 290. Die letztgenannten drei sind offenbar die Traktate der von Leclerc erwähnten florentiner Hs. Nr. 335, in welcher die Muskellehre fehlt (s. Byzantiner), und gehören zu dem fünften der von Honein übersetzten „16 Bücher" der alexandriner Encyklopädie.

2. anatomica, ohne nähere Angabe des Inhaltes, Bibl. Bodleiana Nr. 567. 5, 570.

3. de membrorum usu. Hs. Par. 988 (2855), Esc. 845 (IX—XVII). Nach St. 286 ist die Uebersetzung von Hobeisch, revidirt von Honein wegen der Irrthümer.

4. Hobeisch ben el-Hasan.

Lebte zu Bagdad am Hofe des el-Motewekkil und seiner Nachfolger bis zum Ende des 3. Jahrhunderts, Schüler des Honein (W. 72, L. I 154).

Nebst Honein Hauptübersetzer der Werke des Galēnos. Uebersetzungen:

1. Meinungsverschiedenheiten (der alten Autoren in der Anatomie = peri tēs anatomikēs diafōnias (L. 155, St. 284). Os. theilt den Inhalt mit!

2. Anatomie an Lebenden } L. 155, S. 284.
3. Anatomie an Leichen

4. Ueber die Anatomie des Hippokrates. L., St. (Wenrich schreibt die Uebersicht irrig dem Honein zu. Dieser hat die Schrift zwar nicht übersetzt, aber gekannt. Vgl. Honein zum Schluss.)

5. Ueber die Anatomie des Erasistratos. Von Nadim, Râzí, de Sacy, Wernich und L. irrig als Anatomie des Aristotelēs genannt. Die von L. dem Ischak ben Honein zugeschriebene Uebersetzung der Schrift über die Anatomie des Erasistratos ist identisch mit dieser Uebersetzung des Honein. St. scheint dies übersehen zu haben.

6. Anatomie der Gebärmutter (L., St. 285).

7. Vom Samen (St. 288).

8. Ueber die Ansichten des Hippokrates und Platōn (St. 286).

9. Die Handhabung der Anatomie = peri anatomikon encheirēseōn. Die Handschriften schreiben die Uebersetzung dem Honein zu, der Fihrist des Nadim und Kifti dem Hobeisch. Nach St. 284 ist der Name Honein sehr zweifelhaft, jedenfalls hat er aber die Uebersetzung des Hobeisch revidirt.

10. Ueber den Nutzen der Körpertheile = περὶ χρείας μορίων.

Ackermann bemerkt (K I p. XCV): Arabice extat in bibl. reg. Paris. sub tit. Galinus te menafe 'al aadha, vertente et commentante Honain, filio Isaaci, cognomine Al Ebadi, I n. 988. In bibl. Narcissi, archiep. Armaghiensis, n. 1709. Alius cod. arab. vertente Abdulrahman Ali ben Abu Sadir, qui et scholia adiecit, est in bibl. r. Paris. n. 1044. De eo cod. vid. Herbelot in bibl. orient. Novem libri a decimo usque ad decimum septimum [?] sunt in bibl. Escur. n. 845.

Wüstenfeld gibt an (Gesch. d. arab. Ae., S. 82, Nr. 139, 2) Abul-Casim Abd el-Rahman ben Ali ben Ahmed ibn abu Sâdic el-Nisaburi, Schüler des Ibn Sina: Commentarius in Galeni librum de usu part. corp. hum., im Jahre 459 (1067) vollendet. P. 1044 (P = lat. cod. ms. bibl. reg. Paris. T I 1739).

Leclerc (I 155) bemerkt, das Werk sei übersetzt von Hobeisch, durchgesehen von Honein und kommentirt von Ibn Abi Sadek, eine Handschrift befinde sich in Paris unter n. 1044.

Steinschneider (S. 286 V A. B 142) bemerkt kurz: Uebs. Hobcisch, rev. von Honein wegen der Irrthümer. Ms. Par. 988 (2855). Esc. 845 (IX—XVII). Paris 1044 (2854) aus D'Herbelot (II 517) ist der Kommentar des ibn abi Sadik (L. I 155), welcher den Text ändert.

5. **Thâbit ben Korra.**

Sabier aus Harrân, schliesslich Astronom des Kalifen el-Motadhid in Bagdad, geb. nach W. 221 = 836, nach L. 826, starb 18. Februar 901 (W. 81, L. 168). Er war des Griechischen, Syrischen und Arabischen mächtig, soll 150 arabische und 16 syrische Werke geschrieben haben. Geläufiger Uebersetzer und Bearbeiter griechischer Astronomen. Eigene Werke:

1. De foetus generatione W., de l'embryon L.
2. De volucrum anatomia W, de l'anatomie des oiseaux L.
3. Anatomie der Gebärmutter L.
4. Des formes du corps L.

6. **Jahja Ibn el-Batrik.**

Arzt des Kalifen el-Mamun (813—833) in Bagdad (W. 40, L. I 181). Er übersetzte die Thierkunde des Aristotelēs (XIX Bücher) ins Syrische.

7. **Abu Ali ibn Zer'a.**

Jakobitischer Christ in Bagdad, gest. 16. April 1008. (W. 121, L. 189). Nach W. hatte er angefangen, das Buch des Aristotelēs de Animalibus zu übersetzen, dies bestätigt der Fihrist des Nadim. Nach L. übersetzte er die Schrift über die Theile der Thiere mit dem Kommentar des Johannes Grammaticus. Die Richtigkeit dieser Angabe vermag ich nicht zu erweisen. Vielleicht meint L. den Kommentar des Johannes Filoponos zu de generatione animalium.

Anmerkung. Es schien nicht unwichtig, hier auch auf die Uebersetzungen der zoologischen Werke des Aristotelēs hinzuweisen, weil deren lateinische Uebertragung in der Form, in welcher die Araber die Thierkunde und die Schrift über die Theile der Thiere vereint haben, in den naturwissenschaftlichen Encyklopädien des 13. Jahrhunderts eine nicht unbedeutende Rolle spielt. Es sei jedoch im vorhinein bereits auf den Widerspruch aufmerksam gemacht, dass bei Abu Ali ibn Zer'a XIX, bei Bartholomaeus Anglicus XX Bücher gezählt werden.

8. Ibn Abu Oseibia (gest. 1269) gibt noch weitere Galen-Uebersetzungen an, welche im Fihrist des Mohammed ben Ischak en-Nadim (987) nicht vorkommen, von St. a. a. O. auch nicht berücksichtigt wurden:

1. Auszug aus der Anatomie des Marinus.
2. Auszug aus der Anatomie des Lykos.
3. Von den Dingen, welche Lykos in der Anatomie nicht gekannt hat.
4. Die Irrthümer des Lykos in der Anatomie.
5. Die Unterschiede der gleichartigen Körpertheile.
6. Anatomie der Stimmwerkzeuge. Honein hielt die Schrift für unecht.
7. Anatomie des Auges. Honein hielt auch diese Schrift für unecht und schrieb sie dem Rufos zu. —

Diese kurze Uebersicht ergibt, dass die Araber bereits am Ende des 10. Jahrhunderts beinahe alle, bis zur Mitte des 13. Jahrhunderts alle anatomischen Schriften des Galēnos, ebenso die Schriften anatomischen Inhaltes des Hippokrates und Aristotelēs übersetzt hatten.

Sie besassen nun die anatomischen Schriften des Galénos nicht nur in Uebersetzungen nach den Originalen, welche sich auffallend lang erhalten hatten, obzwar sie auf Papierrollen geschrieben waren (Galenos zählte die Zeile, den stichos zu 16 Silben), sondern die Eingeweidelehre auch nach dem Auszuge des Oreibasios und die kleine Anatomie nach der Redaktion der Alexandriner. Sie kannten aber auch aus den diesbezüglichen Sonderabhandlungen des Galenos die Anatomie des Erasistratos, des Marinus und des Lykos, kurz sie gewannen einen weitaus gründlicheren Einblick in die Leistungen der griechischen Anatomie, als wir heutzutage.

Es ist nicht anzunehmen, dass alle diese Schriften anatomischen Inhaltes übersetzt worden wären, wenn kein reges Interesse dafür bestanden hätte. Auf Grund dieser Uebersetzungen entwickelt sich in der nachfolgenden Zeit eine mehr selbstständige Thätigkeit. Dadurch unterscheidet sich diese Periode wesentlich von der vorhergehenden.

3. Zweite Gruppe.

Vorwiegend selbstständiger Betrieb der systematischen Anatomie.

1. **Abu Bekr Muhammed ben Zakerijja el-Râzí.**

Rhases, Razes, Rasis, Direktor des Krankenhauses in Bagdad, starb 923 oder 932 im hohen Alter (W. 98, L. I 337). Hauptschriften:

1. El—Hâwi = Continens.
2. Kitaab al tib al Mansury = liber medicinae Mansuricus.
3. Fakir.
4. Kleine Schriften, gedruckt unter dem Titel Opera parva Abubetri.

Wüstenfeld gibt die Titel von 201 Schriften, darunter:

n. 64. Liber de figura oculi.
„ 65. „ „ „ aurium.
„ 66. „ „ „ cordis.
„ 67. „ „ „ auditoriae cavernae.
„ 68. „ „ „ (doloribus) articulorum.
„ 153. „ „ „ jecoris.
„ 167. Corpus medicinae mit dem Titel Peculiare artis medicae in 12 Abschnitten, der achte über Zergliederungen.

Das Verzeichniss der gedruckten Schriften bei Choulant Bücherk., dann Haeser I 568 u. f., ist zu ergänzen durch:

* Traité sur le calcul dans les reines et dans la vessie par Abu Bekr Muhammed Ibn Zakariyâ Al-Râzí. Trad. accomp. du texte p. P. de Koning. E. J. Brill, Leyde 1896, gr. 8⁰, 285 pp.

Die Anatomie des Râzí ist systematisch im ersten Traktat des khitaab al tib al Mansury behandelt. Sie ist in 26 Kapitel eingetheilt. Der Inhalt lautet:[1]

1. Allgemeine Einleitung. 2. Kopfknochen. 3. Muskeln (im Ganzen 432). 4. Nerven. 5. Venen. 6. Arterien. 7. Gehirn. 8. Auge. 9. Nase.

---

[1] Für diese Darstellung benützte ich die Ausgaben *1497, 7. Oct. fol. * Opera parua Lugd. 8⁰. II. 8. Nov. 1510 I. 13. Mai 1511.

10. Ohr. 11. Zunge. 12. Mund und Schlund. 13. Brust, Lunge. 14. Herz. 15. Speiseröhre, Magen. 16. Därme. 17. Leber. 18. Milz. 19. Gallenblase. 20. Nieren. 21. Harnblase. 22. Nutzen der Nährwerkzeuge (sehr ausführlich). 23. Bauchwand (mirach ventris). 24. Männliche Geschlechtstheile. 25. Brüste. 26. Gebärmutter.

Die Darstellung ist äusserst knapp. Auf die Quellen hat bereits Freind aufmerksam gemacht.[1] Trotz des daraus sich ergebenden Vorwurfes der Unselbstständigkeit, verdient die Anatomie des Râzí die vollste Beachtung. Abgesehen von der des Jahja ben Mâserweih, welche sich der Beurtheilung entzieht, da wir nur ihren Titel kennen, ist die des Râzí das erste arabische systematische Lehrbuch der Anatomie und ein Vorbild für die nachfolgenden Leistungen dieser Art. Als solches hat sie sich auch lange behauptet, bis sie durch letztere verdrängt wurde.

2. Abul Kheir el-Hassan ben Suwâr ben Baba ben Bihnâm ibn el-Khammâr (Persien, Christ), geb. 942, gest. 991 (W. 115, L. I 354).

Liber de natura hominis et compositione membrorum ejus, vier Abhandlungen.

3. Abu Nasr Muhammed ben Muhammed ben Tarkhân ben Aurelag el-Fârâbi, gest. 950 (W. 105, L. I 359). (Alfaraby.) Leclerc erwähnt:

Des traités sur les organes des animaux.

4. Dschabril ben Obeid Allah, gest. 1005 (W. 34, L. I 371). Leclerc erwähnt:

Traité des Propriétés des animaux, ms. Paris Nr. 1077. „La forme, le caractère, les habitudes de chaque animal sont brièvement exposés avant d'en venir aux propriétés." Danach dürfte also die anatomische Ausbeute gering sein.

5. Abu Alí Isa ben Ischak ibn Zer'a ben Markus ben Zer'a ben Juhanna, gest. 16. April 1008 (W. 121, L. I 374). Er hat angefangen, die Thierkunde des Aristoteles zu übersetzen (W.). Nach L. hat er die Thierkunde und die Schrift über die Theile der Thiere übersetzt.

6. Abu Dschafer Ahmed ben Muhammed ben Ahmed ibn Abul-Asch'ats, gest. 970 (W. 107, L. I 379). Verf. eines Liber de animalibus. Handschrift in Oxford. Abd el-Letíf machte einen Auszug daraus (Epitome librorum Ibn Abul-Asch'ath de animalibus et de colica W. p. 126, Nr. 35.)

7. 'Alí ben el-'Abbâs (Haly Abbas) el-Madschusi. Perser, gest. 994 (W. 117, L. I 381). Hauptwerk:

Al-Malikhi = liber regius. Eigentlicher Titel: liber omnia complectens, quae ad artem medicam spectant. Der Uebersetzer Stefanos von Antiochien (1127) nennt es: regalis dispositio. (Erste Ausgabe, *Venet. 1492, zweite *Lugd. 1523.) Das Werk ist folgendermassen eingetheilt: I. Theoretischer Theil, 10 Bücher. II. Praktischer Theil, 10 Bücher. Die Anatomie ist enthalten im zweiten und dritten Buch des ersten Theiles.

---

[1] *Freind (Joh.), Hist. med. L. B. 1734. 8º. p. 222; Rhazis lib. 1. de Anatomia ex Hippocrate et Galeno passim. Oribasii collect. 24, 25. Vgl. dazu das, was über die Kenntniss des Oreibas. anderenorts bemerkt wurde.

2. Buch. Kap. 1. Allgemeines über die Körperbestandtheile. 2. Allgemeines über die Knochen. 3. Kopfknochen. 4. Wirbelsäule. 5. Brustkorb. 6. Schulterblätter, Schlüsselbeine. 7. Arme. 8. Untere Gliedmassen. (Zum Schlusse Gesammtzahl der Knochen 248.)

9. Knorpeln. 10. Nerven. 11. Bänder, Sehnen. 12. Venen. 13. Arterien. 14. Das einfache Fleisch und Fett. 15. Häute und Oberhaut. 16. Haare und Nägel.

3. Buch. Kap. 1. Allgemeines über die zusammengesetzten Körpertheile. 2. Allgemeines über die Muskeln. 3. Kopfmuskeln. 4. Halsmuskeln. 5. Schulterblattmuskeln. 6. Armmuskeln. 7. Brustmuskeln. 8. Bauchmuskeln. 9. Oberschenkelmuskeln. 10 Unterschenkelmuskeln.

11. Gehirn. 12. Rückenmark. 13. Augen. 14. Nase. 15. Ohr. 16. Zunge. 17. Zäpfchen. 18. Kehlkopf. 19. Luftröhre. 20. Lunge. 21. Herz. 22. Zwerchfell.

23. Mund. 24. Speiseröhre. 25. Magen. 26. Därme. 27. Netz (cirbus). 28. Leber. 29. Milz. 30. Gallenblase. 31. Nieren. 32. Harnblase.

33. Gebärmutter. 34. Die schwangere Gebärmutter. 35. Brüste. 36. Hoden. 37. Ruthe.

Diese zwei Bücher des al-malikhi sind das zweite arabische Lehrbuch der systematischen Anatomie. Der Stoff ist weitaus eingehender behandelt als bei Râzí.

Anmerkung. Wegen des Zusammenhanges mit Konstantin von Afrika ist hier zu erwähnen: Ischak ben Soleiman (Abu Jakub, al-Israili = der Jude. W. 101, L. I 409. Vgl. Opera Isaaci Lugd. 1515). Er lebte noch im Jahre 953. Unter seinen übersetzten Schriften befindet sich auch der Liber pantegni Isaac ysraelitae filii adoptivi Salomonis — quem Constantinus aphricanus — sibi vindicavit. Diese Angabe ist bekanntlich dahin richtig gestellt, dass das Pantegui nicht von Ischak herrührt. Ein Schüler des Ischak ist Abu Dschafer Ahmed ben Ibrahim ben Alí ben abu Khâlid ibn-el-Dschezzâr (geb. um 1004—1009. W. 120, L. I 413), Verf. der von Konstantin von Afrika übersetzten Hauptschrift Zad al-mosafir = viaticum peregrinantis = τὰ ἐφόδια τοῦ ἀποδημοῦντος, herausg. mit den Opera parva Abubetri, * Lugd. 1510/1511 und Basil 1536.

8. Her gehört die anonyme Encyklopädie mit dem Titel Tohfat akhuan essafa = Geschenk der lauteren Brüder (L. I 393). Sie ist im 10. Jahrhunderte in Bassora von einer Geheimbrüderschaft verfasst. Eine Handschrift in Paris n. 1845, 530 Bll. fo. Inhalt:

I. Theil Mathematik, Logik, 13 Abhandlungen
II.   „   Naturgeschichte,   17   „
III.   „   Metafysik,   10   „
IV.   „   Theologie.   11   „

Im zweiten Theile handeln die Abschnitte 8. von den Thieren, 9. vom Bau des menschlichen Körpers (de la constitution du corps humain).

9. Abu Alí al-Hoseïn ben Abdallah Ibn Sina (Avicenna), geb. um 980, gest. Juni 1037 (W. 128). Hauptwerk: Khitab el-kanun fi al-ttib = canon medicinae.

Der Kanon enthält fünf Bücher (khitaab), jedes derselben wieder folgende Unterabtheilungen: fen = Abschnitt; taalim = tractatus, doctrina; dschomlat = summa, fasl = capitulum.

Auch Ibn Sina hat eine systematische Anatomie verfasst, ebenso wie Râzí und Alí ben el-Abbâs, hat deren einzelne Kapitel jedoch im Kanon eingeflochten, und zwar in folgender Weise:

A. Erstes Buch, Doktrin 5: Summa 1. Kap. 1—30, Summa 2. Kap. 1—30, Summa 3. Kap. 1—6 (Nervenlehre), Summa 4. Kap. 1—5 (Arterien), Summa 5. Kap. 1—5 (Venen).

B. Drittes Buch. In fen 1, 3—6, 9—16, 18—22 enthält jeweilig der erste Traktat als erstes Kapitel eine anatomische Einleitung. In fen 1. tract. 1 ist sie jedoch im 2. Kap. enthalten, in fen 15. tract. 1

umfasst sie das 1. und 2. Kap. Die 19 anatomischen Kapitel des dritten Buches behandeln die Eingeweidelehre.

Die 95 anatomischen Kapitel des Kanon zusammengezogen bilden eine ganze, und zwar umfangreichere systematische Anatomie als die des Râzî und Alî·ben el-Abbâs, sie hat daher auch schnell ihre Vorgänger verdrängt.

Als Ganzes ist die Anatomie des Ibn Sina bisher unberücksichtigt geblieben. Sie ist in steter Anlehnung an verschiedene anatomische Schriften des Galēnos gearbeitet.[1]) In ihr artet die bei Galēnos im Keim vorhandene Teleologie ins Masslose aus. Sie überwuchert nicht selten das Thatsächliche. In dieser Beziehung bedeutet Ibn Sina den Gipfelpunkt der arabischen Anatomie. Diese herrscht seit der Mitte des 12. Jahrhunderts bis zum Anfang des 16., d. i. etwa durch 350 Jahre.

Anmerkung. Ueber die Ausgaben vgl. Choulant, Bücherk. und Haeser I 585. Die erste lateinische Uebersetzung stammt von Gerhard von Cremona (um 1150). Sie hat für das Mittelalter allein Giltigkeit. Die nächste stammt von Alpago von Belluno (um 1525). Die werthvollste Ausgabe ist die kritische von Mongius und Costaeus *Avicennae — libri in re medica omnes — a Joanne Paulo Mongio Hydruntino et Joanne Costaeo Laudensi recogn. Venet. ap. Vinc. Valgrisium 1564. 2 Bde. fo. 966 + 429 pp. + Index. Eine neue arabische Ausgabe mit Uebersetzung thut noth. Das fünfte Buch ist mangelhaft ins Deutsche übersetzt von Sontheimer, Freiburg i. Br. 1844. 8⁰. Buch I, Abschn. 1, Summe 3, von den Nerven, arabisch und deutsch mit Anm. von *Kurt Sprengel, Beitr. z. Gesch. d. Med. Halle 1794. 8⁰. Drittes Stück III, S. 105—150. Buch II ist arabisch und lateinisch herausgegeben von *P. Kirsten, Breslau 1609 f. (nicht, wie Haeser I 585 angibt 1699).

Ueber Ibn Abu Sâdik, den Schüler des Ibn Sina, um 1067, siehe Honein ben Ischak am Schlusse.

10. Abu'l-Berakât Auhad el-Zamân (Ezzeman) el-Beldi, Leibarzt des Khalifen el-Mostandschid (1160—1170) in Bagdad (W. 117, L. II 29).

Compendium anatomiae, aus Galēnos genommen, mit kurzen Erklärungen.

11. Muhammed el-Gâfiki (Er'r'afeqy). Vermuthlich der Vater des Abu Dschafer el-Gâfiki, welcher 1164 starb (W. 175, L. II 81). Hs. Escor. n. 835 unter dem Titel:

Morched = director, le directeur.[2]) Der Morched zerfällt in sechs Theile: 1. Eid des Hippokrates. Von den Elementen. 2. Anatomie des Kopfes und des Auges. 3. Hygiene. 4. Krankheiten im Allgemeinen. 5. Medikamente und Hygiene des Auges. 6. Die Augenkrankheiten und deren Behandlung. — Die Handschrift enthält nicht nur Abbildungen von Instrumenten, sondern auch Darstellungen des Faserlaufes der Arterienhäute, der Schädelnähte und des chiasma opticum.

12. Abu Merwân ibn Zohr (Abumeron, Abhomeron Avenzohar), spanischer Araber, gest. 1162 (W. 159, L. II 86). Hauptwerk:

---

[1]) Genaue Nachweise zum Schlusse eines jeden Kapitels in der lat. Ausg. von Mongius und Costaeus Venet. 1564.

[2]) Haes. I 561 verbessert das director in dissector und behauptet, es sei dies der einzige die Anatomie betreffende Codex, den die arab. Literatur enthält. Dass letzteres unrichtig ist, beweist dieser ganze Abschnitt. Zur falschen Deutung des Titels verleitete ihn offenbar Wüstenfeld's kurze Bemerkung: Director, über Anatomie und Augenheilkunde, E. 830.

El-Teisîr filmodâwât wel-tedbîr.[1])

Ein bisher unbekanntes Werk beschreibt Leclerc:

Iktisad (IIs. Paris). Der Verf. macht darin eine Bemerkung, aus der hervorzugehen scheint, dass man die Anatomie an Knochenpräparaten studirt hat. (A propos des fractures, il dit que l'anatomie des os est chose facile à connaître, qu'il suffit de les mettre en place et de les examiner, ce qui semblerait indiquer que les médecins avaient des os à leur disposition. L. II 89.)

13. Abul-Welîd Muhammed ben Ahmed ibn Roschd (Averroes) el-Maliki, geb. 1126, gest. Dec. 1198 (W. 191, L. II 97). Anfangs bei el-Mansur, dem Könige von Marokko und Spanien, in hohem Ansehen, später verbannt, 1198 jedoch wieder freigelassen. El-Mansur starb wenige Tage nachher. Sein Sohn und Nachfolger liess den Ibn Roschd nach Marokko kommen, wo dieser nach sehr kurzem Aufenthalte im December 1198 starb. Hauptwerk:

Khitâb el-kullidschât = liber universalis de medicina (Colliget Averrois), wozu Abu Merwân ibn Zohr einen speciellen Theil schreiben wollte, so dass beide Bücher ein Werk ausmachen sollten (W.). Ausgaben s. Choulant Bücherk. u. Haeser I 594.

Die obige nach Wüstenfeld kurz wiedergegebene Geschichte erzählt Haeser folgendermassen: Im Jahre 1195 übertrug der Beherrscher von Marokko und Andalusien Jakub ben Jusuf ibn abd el-Mumin dem Ibn Roschd die Statthalterschaft. Indes wurde dieser nach kurzer Zeit verbannt, aber 1198 vom König, welcher bald darauf starb, begnadigt. Der Sohn des Königs, Mohammed, berief ihn an seinen Hof nach Marokko, wo er noch im selben Jahre sein Leben beschloss. Leclerc berichtet, der Almohade Jousef Sohn des Abd el Moumen habe den Averroes an Stelle des Ibn Tofaïl zu seinem ersten Arzt ernannt. Jakoub el Mansour ne fit pas moins pour Averroès que son prédécesseur ... Averroes wurde verbannt, kam jedoch wieder in Gnade bei Jakub el-Mansur. Er freute sich derselben jedoch nur kurz und starb gemäss der allgemeinen Annahme 1198.

Aus der Genealogie der Almohaden ergibt sich: wenn die Ernennung des Ibn Roschd zum Statthalter, seine Verbannung und der Tod zwischen den Jahren 1184—1198 sich begeben hat, so kann der wetterwendische Khalif nur Abû Jússuf Ja'akub el-Manssúr gewesen sein. Dessen Sohn, unter dem Ibn Roschd wieder zum Ansehen gelangte, müsste dann Abû Abdallah Muhammed en-Nâssir gewesen sein.

Die Frage, wann der Khitaab el-kullidschât verfasst wurde, ist meines Wissens noch nicht erörtert worden. Es ist auffallend, dass das Buch gemäss den lateinischen Uebersetzungen auf Befehl eines Herrschers kompilirt ist, dessen Name sich weder in der Liste der Almorawiden (Murabiten) noch in der der Almohaden (Abdelmuminiden) findet. Der Eingang der Schrift lautet:

a) Handschriften.

Wien, Hofbibl. n. 2380, 13. Jahrh.

---

[1]) **Diesen Titel gibt die Giunta-Ausgabe 1531 als: liber theizir dahalmodana va altadabir.**

Quando uentilata fuit super me | uoluntas per nobile preceptum ex par | te nobilis domini aued ala senusse | aunur elmomij de marocho i | pro consilio suorum philosophorum ano | seijt et auecalut . . .

Handschrift von Cîteau.

Quando uentilata fuit super me uoluntas per nobile preceptum ex parte nobilis domini amidelah scripte amitel möij de marohco pro consilio suorum philosophorum annosait et auenchalit . . . .

b) Druckwerke.

Colliget Auerroys Venet 1490, 4. Jan.

(Q)uando ventilata fuit super me volun | tas pernobile preceptum ex parte no | bilis domini Audelach Sempse a mirel | momini de marocho pro consilio suorum | philosophorum Auosait et Auenchalit . . .

Abhumeron Abynzoar. Colliget auerrois Venet. 1497.

Quando ventil | lata fuit super me voluntas per | nobile preceptum ex parte nobilis domini Audelach Sem- | pse a mirelmonini de marocho | pro consilio suorum philosopho | rum Auosait et Auenchalit . . .

Colliget Auerroys. Lugd 1531.

Quan- do ventilata fuit super me | voluntas per | nobile preceptum ex parte | nobilis domini | Audelach | Sempse a mirelmomini de ma | rocho pro consilio suorum philoso | phorum Auosait et Auenchalit.

Vor allem sei bemerkt, dass das mystische „scripte" der Handschrift von Cîteau das Einschiebsel eines kopflosen Schreibers ist, der sklavisch, ohne etwas vom Latein zu verstehen, die Laute des Diktators zu Papier brachte. Die Stelle amidelah scripte amitel war offenbar so in die Feder diktirt: „a-mi-del-ah. Scribite: a-mi-del!"

Eine Entscheidung über den wahren Sachverhalt kann nur die Durchsicht der arabischen Handschriften geben. Die der Nationalbibliothek in Madrid n. 132, von welcher ich Aufklärung erhofft hatte, ist leider verstümmelt, es fehlt ihr sowohl der Anfang als das Ende. Nichtsdestoweniger glaube ich das a' mirelmomini der Drucke, als emír el-mu'minín (emír el-muslimín, emíru 'l-mûminîna) == Befehlshaber der Gläubigen, deuten zu dürfen. Es ist dies der zweite Theil des vollen Khalifentitels (der erste Theil lautet: Chalífatu rassúli 'lláhi = Stellvertreter des Gesandten Gottes). In der Deutung der Eigennamen gehen meine eigenen Annahmen, dann die der Orientalisten Herrn Dr. Rudolf Geyer in Wien und Señor Francisco Codera in Madrid so weit auseinander, dass ich es für gerathener erachte, einfach auf die Nothwendigkeit einer Prüfung der Urschrift des Kullidschât hinzudeuten, ohne mich auf die Wiedergabe unserer Vermuthungen einzulassen.

Der Kullidschât ist in sieben Traktate (Bücher) eingetheilt. Der erste Traktat, welchem eine Vorrede vorgesetzt ist, umfasst 35 Kapitel. Das erste behandelt die Medicin im Allgemeinen, die übrigen die Anatomie.

2. Körpertheile im Allgemeinen. 3. Kopfknochen (23). 4. Zähne und die übrigen Knochen. 5. Pulsirende Venen (Arterien). 6. Nicht pulsirende Venen. 7. Nerven. 8. Bänder. 9. Sehnen. 10. Fleisch. 11. Fasern. 12. Säfte. 13. Einfache Körperbestandtheile. 14. Spiritus. 15. Muskeln.

16. Kopf. 17. Augen. 18. Nase. 19. Ohren. 20. Zunge. 21. Mund. 22. Die Höhlen des Körperstammes. 23. Lunge, Luftröhre. 24. Herz. 25. Speiseröhre, Magen. 26. Därme. 27. Leber. 28. Milz. 29. Gallenblase. 30. Nieren. 31. Harnblase. 32. Bauchfell, Netz (mirac, zirbus). 33. Ruthe (veretrum), Hoden. 34. Brüste. 35. Gebärmutter.

Das Ganze ist ein kurzer summarischer Abriss, von welchem der Verf. in der Einleitung selbst erklärt, er beabsichtige darin nichts zu sagen, was nicht bereits von anderen Schriftstellern gesagt worden wäre. Von Ibn Roschd, der thatsächlich als Filosof eine höhere Bedeutung hat, denn als Arzt, ist nicht mehr zu erwarten. Dennoch ist seine Anatomie ein wichtiger Beleg für die Thatsache, dass die Anatomie bei allen hervorragenderen arabischen Aerzten in so hohem Ansehen stand, dass ein jeder es für nothwendig hielt, seinem medicinischen Handbuch eine systematische Erörterung der Anatomie einzuverleiben. Leider ist die des Ibn Roschd nur in der Uebersetzung des Armengaud Blaise aus dem Ende des 13. Jahrhunderts veröffentlicht. Diese aber ist das Muster des auf der tiefsten Stufe des mittelalterlichen Verfalles befindlichen Lateins. Wenn auch Ibn Roschd auf die Entwickelung der Anatomie im Abendlande keinen merklichen Einfluss mehr geübt hat, so wäre eine Neuausgabe des Kullidschat dennoch sehr erwünscht.

Die bequemste Ausgabe ist die *Lyoner Giunta von 1531 in zwei Bänden 8°. Erster Band: Abhomeron Abynzohar (Abu Merwan ibn Zohr, Theisir), zweiter Band: Colliget Auerroys. Eine kurze Probe für das Latein dürfte genügen:

Capitulum secundum. Quod est de anatomia membrorum in vniuersali. Particule que testificant super ea sensus in corpore humano sunt species due: vna est membrorum consimilium. Verbi gratia hec diffinitio istius particule: et diffinitio totius istius est diffinitio vna: sicut sunt ossa caro: et eo quod quelibet pars carnis de necessitale est caro: quelibet pars ossis est os. Et secunda est membrorum compositorum quorum partes non assimilantur partibus: sicut manus que composita est ex carne et osse musculo et chorda. Et membra simplicia sunt ossa: et musculi et chorde: et nerui: et ligamenta: et caro et assungia: seu pinguedo: et cutis et villi: et sanguis: et flegma: et melencolia: et colera: et spiritus: et iste est vapor perceptus in corde et in cerebro. Et nos incipimus nunc in rememoratione membrorum consimilium seu simplicium et postea in rememoratione compositorum.

14. Abu Abdallah Fachr ed-Din el-Râzí ibn el-Chatib, geb. 5. Februar 1149, gest. 28. April 1210 (W. 200).

Commentarius in Ibn Sina e librum de anatomia, unvollendet.

15. Abu Hamid Nedschíb ed-Din el-Samarkandi, Zeitgenosse des Vorigen, gest. 1222 in Herat (W. 207).

Tractatus de anatomia oculi.

16. Abu Muhammed Abd el-Letíf el-Bagdadi, geb. 1162, gest. 1231 (Abdollatiph. W. 220).

a) Compendium libri Aristotelis de animalibus.
b) Compendium libri de animalibus, auctore el-Dschahidh.
c) Compendium libri Galeni de usu partium.
d) Compendium libri de dogmati(bu)s Hippocratis et Platonis.
e) Compendium librorum:
    de foetu,
    de voce,
    de spermate genitali,
    de organis respirationis,
    de musculis.

Es ergibt sich daraus, dass Abd el-Letíf zwar nicht den rein anatomischen, aber doch den naturwissenschaftlichen Schriften anatomischen Inhaltes ein fleissiges Augenmerk widmet, und aus den diesbezüglichen Werken des Aristoteles, Galenos und el-Dschâhidh kompilirt hat. Ueber das Interesse, welches er gelegentlichen Knochenfunden entgegenbringt, s. den Eingang.

Anmerkung: Abu Othman Amr el-Dschâhidh, Verf. einer Historia animalium, aus der er selbst einen Auszug gemacht hat, gest. 868 in Basra (W. 65).

17. Abu'l-Hassan Ibn en-Nefîs el-Misri, gest. 1288—1296 (W. 244). Commentarius in anatomiam Ibn Sinae. Arabische Handschrift Berlin, k. Bibl. n. 6272.'

4. Rückblick.

1. Die Menge der literarischen Leistungen der Araber auf dem Gebiete der Anatomie ist von den Fachschriftstellern bis nun unterschätzt worden.

2. Die arabische Literatur bietet im Zeitraume ihrer Blüthe, d. i. etwa in den Jahren 800—1300, also während eines halben Jahrtausends eine ganz beträchtliche Anzahl anatomischer Werke, theils in Uebersetzungen, theils in selbstständiger Abfassung.

3. Die übersetzten Werke anatomischen Inhaltes sind:

Aristoteles. Die Thierkunde, die vier Bücher über die Theile der Thiere.

Galēnos. Alle rein anatomischen, sowie die fysiologischen Werke anatomischen Inhaltes, übersetzt: 1. Nach den Originalen. 2. Nach dem Auszuge des Oreibasios. 3. Nach der alexandriner Encyklopädie der „16 Bücher".

4. Die selbstständigen Werke sind:

a) Kompendien der systematischen Anatomie, und zwar theils als alleinstehende Schriften, theils als theoretische Einleitung in die Handbücher der praktischen Heilkunde. Die Verf. sind:

Jahja ben Mâserweih (vorbehaltlich dessen, dass über den Inhalt das Urtheil noch aussteht, da bisher nur der Titel bekannt ist).

Thâbit ben Korra.

Abu Bekr el-Râzí.

Abu'l-Kheir el-Hassan ben Suwâr ibn el-Khammâr.

(El-Fârâbi)
(Dschabril ben Obeid Allah) } Anatomie der Thiere.
(Ibn Abu'l-Asch'ats)

'Alí ben el-'Abbâs

Die „lauteren Brüder", als Verf. des Tohfat akhuan essafa.

Ibn Sina (und Fachr ed-Din el-Râzí, sowie Ibn el-Nefîs).

Abu'l-Berakât el-Zamân.

Ibn Roschd.

b) Zahlreiche Sonderabhandlungen über die Anatomie einzelner Organe.

5. Das umfangreichste und einflussreichste Werk ist die Anatomie des Ibn Sina. Sie wurde bereits von den Arabern kommentirt (Fachr ed-Din el Râzi, Ibn el-Nefîs). Sie wurde ziemlich frühzeitig ins Lateinische übersetzt (um 1150), verdrängt schnell die vorhergegangenen

Uebersetzungen anderer Werke und wurde zum Kanon der spät-mittelalterlichen Anatomie im Abendlande.

6. Die Anatomie der Araber kennzeichnet sich vorzugsweise durch die teleologische Richtung.

7. Leichenzergliederungen wurden nicht geübt. Indes sprechen mehrere Anzeichen dafür, dass wenigstens die bedeutenderen Verff. anatomischer Schriften die Angaben der Griechen manchmal an Knochenpräparaten nachgeprüft haben. Siehe Abu Merwân ibn Zohr und Abd el-Letîf. Demgemäss hat der letztere auch bezüglich des Unterkiefers die irrige Behauptung des Galēnos richtiggestellt.

8. Die Anatomie der Araber stützt sich vorzugsweise auf Aristotelēs und Galēnos.

9. Sie hat für die Geschichte der Medicin eine weittragende Bedeutung. Sie beherrscht die ganze romanische Periode, ihr Einfluss lässt sich aber noch darüber hinaus, bis ins 16. Jahrhundert verfolgen.

5. Anhang. Die mittelalterlichen lateinischen Uebersetzungen aus dem Arabischen.

Der Einfluss der Araber auf die Medicin in Europa gelangte nicht zur Geltung, so lange zwischen dem Islam und der Christenheit eine anscheinend unübersteigbare Schranke zu stehen schien, die Glaubensverschiedenheit. Sie machte sich dort besonders geltend, wo Moslim und Christen hart aneinander stiessen, in dem seit 711 von den Arabern besetzten Spanien. Aber gerade hier zeigte es sich bald, dass der Wissensdrang jede Kluft überbrückt, denn schon in der 2. Hälfte des 10. Jahrhunderts begannen einzelne christliche Kenner, noch dazu Mönche, die arabischen Schriften ins Latein zu übersetzen, und ihnen folgten bald mehrere. Im 12. Jahrhundert ist vorwiegend Toledo der Mittelpunkt einer umfangreichen Gruppe von Uebersetzern. Im 13. Jahrhundert treten solche auch in Mitteleuropa auf. Etwa um 1300 endet diese Richtung, um selbstständigeren Arbeiten Platz zu machen.[1]

Man pflegt diese Uebersetzer als Arabisten, und besonders filologischerseits als Barbarolatini zu bezeichnen. Thatsächlich ist ihr Latein, sowie das ihrer Anhänger nicht nur barbarisch, sondern geradezu greulich. Es gehört ein besonderes Studium dazu, sich hineinzuarbeiten. Sie gehen mit den Anfangsgründen der Sprachlehre, mit der Wort- und Satzfügung anscheinend nach Belieben um. Dazu kommt noch ihr oft recht mangelhaftes Verständniss der arabischen Originale. Von einem Styl ist keine Rede. Romanische, germanische, griechische, arabische Ausdrücke werden willkürlich theils eingeflochten, theils umgemodelt. Man stutzt, im lateinischen Text plötzlich Worten wie armus, bancus, milca, blauus, stagnatus (ital. stagnato) zu begegnen. Die anatomischen Abhandlungen lieben die etymologische Deutung der technischen Ausdrücke und liefern haarsträubende lateinische Quellennachweise für griechi-

---

[1] Vgl. Wüstenfeld, Die Uebersetzungen u. s. w., dann die Uebersetzerliste bei Leclerc, Bd 8.

sche Wörter. Aus diesem willkürlichen Verfahren gehen dann Namensverstümmlungen hervor, deren Kern oft nur schwer ausfindig zu machen ist. Eine Blüthenlese findet man in der Lebensgeschichte hervorragender Aerzte von Symphorion Champier. Die technischen Ausdrücke der arabischen Anatomie werden nicht selten beibehalten, jedoch in der entsetzlichsten Weise verstümmelt, so dass die Deutung oft nicht geringen Schwierigkeiten begegnet. Sie sind (jedoch unvollständig) von Hyrtl gesammelt.[1]) Eine vollständige Ausgabe ist höchst nothwendig.

Der erste dieser Uebersetzer ist (so weit es sich um die Einführung der arabischen Medicin, beziehungsweise Anatomie in die romanische Kultur handelt) der Mönch von Monte Cassino, Konstantin von Afrika. Meyer versetzt seine Lebenszeit in die Jahre 1018—1106, seine Blüthezeit in die Jahre 1067—1106. Seine hauptsächlichsten Werke sind:

1. Pantegni, eine willkürliche Uebersetzung des khitaab el-malikhi von Alí ben el-Abbâs, entstanden 1070—86.

2. Viaticum o. breviarium, eine Uebersetzung des viaticum peregrinantis von Ibn .el-Dschezzâr.

3. Uebersetzung des Liber de febribus und de urina von Ischhak ben Soleiman (Isaac).

4. Uebersetzung der Aforismen des Hippokrates. Sie führt in den Articellaausgaben den Titel „secundum antiquam translationem" im Gegensatze zur jüngeren Uebersetzung des Theodor Gaza.

5. Eine Anzahl selbstständiger Schriften, enthalten in der baseler Ausgabe von 1536—39.[2])

Durch Konstantin gelangte also 1067—1106 als erste arabische Schrift über systematische Anatomie, die des Alí ben el-Abbâs, enthalten im Pantegni, zur Kenntniss der romanischen Aerzte. Der Beginn des arabischen Einflusses auf die romanische Anatomie ist somit um das Jahr 1100 anzusetzen. Die Verbreitung muss ziemlich rasch vor sich gegangen sein, da sich bereits der Verf. der Salernitaner demonstratio anatomica auf einzelne der genannten Schriften beruft.[3])

Die Anatomie des 'Alí ben Abbâs wurde bald abermals übersetzt, und zwar von Stephanus im Jahre 1127. Er nennt sich philosophiae discipulus in Antiochia. Bedenken dagegen hat Wüstenfeld erhoben.[4]) Der lateinische Text, so weit er in der lyoner Ausgabe von 1523 vorliegt,[5]) ist thatsächlich schülerhaft.

---

[1]) *Hyrtl (Jos.), Das Arabische u. Hebr. in d. Anatomie. Wien 1879, W. Braumüller. 311 SS. 8⁰. *Hyrtl (Jos.). Onomatologia anatomica. Ebenda 1880. 626 SS. gr. 8⁰.

[2]) *Constantini Africiani — opera — Bas. ap. Henr. Petr. mens. Aug. 1536. 387 pp. fo. (1. Bd.) *Summi in omni philosophia viri Constantini Africani medici operum reliqua — Bas. ap. Henr. Petr. mens. Aug. 1539. 361 pp. fo. (2. Bd.).

[3]) Bio- und Bibliogr. üb. Konstantin: Meyer, Gesch. d. Bot. I 471 ff. Wüstenfeld, Uebers., § 1, Leclerc II 356 ff.

[4]) Wüstenfeld, Uebersetzung, § 4.

[5]) Haly filius abbas. Liber totius medicine necessaria continens quem sapiencissimus Haly filius abbas discipulus abimeher moysi filij sciar edidit: regique inscripsit — a stephano philosophie discipulo ex arabica lingua in latinam satis ornatam reductus. Nec non a domino michaele de capella — sinonimis — illustratus. Lugd. Jac. myt. 1523, 18. Mart. 8⁰. 319 ff.

„Den entschiedensten Einfluss auf die Einführung und Verbreitung der Kenntniss der arabischen Wissenschaften in Europa hatte Gerardus Cremonensis" (geb. 1114, gest. 1187. W. Uebersetzungen § 13). Er hat mehr als 71 Werke ins Lateinische übertragen, darunter folgende Schriften anatomischen Inhaltes:

1. Râzí khitaab al-Mansuri, liber ad Almansorem.

2. Ibn Sina khitaab el-kanun, Canonis Avicennae libri quinque. Eine Handschrift in Basel gibt für die Uebersetzung das Jahr 1149.[1]) Sie behielt Giltigkeit bis zum Erscheinen der Uebersetzung des Alpago von Belluno, Venedig 1527.

Anmerkung. Die Schrift de ingenio sanitatis.

Wüstenfeld (Uebers. 19) bemerkt zu den Uebersetzungen des Konstantin von Afrika: 14. Terapeutica: Megatechni seu de ingenio sanitatis libri Galeni a Constantino Africano studiose abbreviati, in der Ausgabe Opera Ysaac, Lugd. 1515. Fol. CXC, handschriftlich zu Leipzig, Feller, pag. 258, 29 Megatechni sive ars magna Galeni exposita a Constantino ad filium Johannem, scheint eine selbstständige Bearbeitung Constantins zu sein, wiewohl nach dem Herausgeber Andreas dasselbe für ein von Constantinus übersetztes Werk gehalten wurde: Compendium Megatechni placuit apponere, non quia opus Ysaac, sed quia utile et proficuum, et quia auctor transferrens perhibetur Constantinus.

Steinschneider (Virh. Arch., Bd. 124, S. 283) äussert sich zu den arabischen Uebersetzungen der Werke des Galēnos: 16. Die Heilkunst (Makrotechne, de methodo medendi) — Uebersetzer Hobeisch; Honein revidirte I—VI und (später?) VII—XV. Eine lateinische Uebersetzung (de Ingenio sanitatis) wird dem Gerhard von Cremona beigelegt. Oscibia erwähnt überdies (pag. 97) ein Kompendium, vielleicht identisch mit dem Compendium Megatechni sive de ingenio sanitatis in den Opera Isaaci, dem Konstantin beigelegt, auch in der Articella gedruckt.

Ich konnte die Opera Ysaac leider nicht auftreiben. In der Articella jedoch, wenigstens in einer der vollständigsten Ausgaben, nämlich in der Lyoner 1519 ist De ingenio sanitatis nicht enthalten. Von den Werken des Galēnos sind darin nur die drei Bücher der Technē iatrikē aufgenommen, und zwar in folgender Gestalt:

Tegni Galieni antiquae translationis (Uebersetzung des Konstantin von Afrika).

Galeni pergameni Ars parva (Uebersetzung des Florentiners Laurentius Laurentianus, idib. Febr. 1500).

Von geringerer Bedeutung als Konstantin von Afrika und Gerhard von Cremona ist Armengaud von Montpellier (Armengaudus Blasii, Armengaud Blaise, Ermengard. Wüstenfeld, Uebersetz. 96, 125. L. II 467). Er hat mehrere kleine Schriften aus dem Arabischen ins Lateinische zwischen den Jahren 1280—1290 übertragen. Auch die Uebersetzung des Kullîdschât des Ibn Roschd wird ihm zugeschrieben, jedoch ist dies nicht bestimmt ermittelt. Dafür spricht erstens, dass Armengaud das Canticum de medicina des Ibn Sînâ mit dem Kommentar des Ibn Roschd übertragen hat, dass ihm also die Uebersetzung des Kullîdschât nahe lag, zweitens, dass die handschriftliche Uebersetzung des Kullîdschât, welche ich benützt habe und als „Handschrift von Cîteaux" anführe, aus der Bibliothek von Cîteaux stammt, welches durch die Wasserstrasse Saône-Rhône (über Châlons s. L., Lyon, Avignon) in natürlicher und gerader Verbindung mit Montpellier sich befindet, daher die Annahme einer Entstehung der Urschrift in Montpellier durch Armengaud ziemlich nahe liegt.

Die Averroeshandschrift von Cîteaux.

Unter diesem Titel verstehe ich eine Handschrift, welche mir durch acht Tage im Juni 1896 zur Einsicht vorlag. Sie war damals im Besitze des Buch- und Kunstantiquariats Jacques Rosenthal in München. Sie bildet einen Folioband, die Deckeln mit schwarzlackirtem Leder überzogen, vorn in Goldpressung der Bibliotheksstempel

---

[1]) W. a. a. O., S. 78.

von Cîteaux, und zwar ein mit Inful und Pedum besetzter Schild mit neun Lilien im Felde, die mittlere der in drei Reihen angeordneten Lilien belegt von einem Herzschild, welcher fünfmal schrägrechts (von schwarz und gold) getheilt ist. Umschrift: BIBLIOTHEQVE DE CISTEAVX, von einem schmalen ovalen Rand umgeben. Gesammtgrösse 64 × 51·5 Millimeter. Dieser Stempel macht es nicht nur wahrscheinlich, dass der Band aus der im Jahre 1098 gestifteten Cistercienserabtei Cîteaux bei Dijon im französischen Departement Côte-d'or, Arrondissement Beaune stammt, sondern dass die darin enthaltene Handschrift daselbst auch geschrieben wurde. Ueber die mittelalterliche Bibliothek von Cîteaux sind wir nicht gut unterrichtet (vgl. * Th. Gottlieb, Ueber mittelalterliche Bibliotheken. Otto Harrassowitz, Leipzig 1890. 518 SS. 8°), so dass sich der directe Nachweis für den Entstehungsort der Handschrift nicht führen lässt. Das von Theodor Gottlieb unter der Nr. 275 und dem Schlagworte Cisteaux angeführte Inventarium librorum monasterii Cistercii Cabilonensis dioecesis vom Jahre 1480 bezieht sich nämlich nicht auf die Bibliothek der Generalabtei Cîteaux, sondern auf die von Cabillonum = Châlon sur Saône.

Die Handschrift selbst besteht aus 84 beschriebenen Pergamentblättern in der Grösse von 33·6 × 23·2 Centimetern. Die ersten 59 Blätter sind derb, weiss, die Schrift dunkel, die Blätter 60 bis 84 dünner, die Schrift vergilbt. Mit derselben vergilbten Schrift ist auch die Accentuirung in den ersten 59 Blättern durchgeführt.

Die Handschrift ist mit zahlreichen farbigen Initialen geziert, fünf davon mit Darstellungen mittelalterlicher Scenen, und zwar 1. (Q. fo. 1 r. c. s., 45 × 40 Millimeter.) Ein Mönch auf der Katheder sitzend hält fünf Schülern eine Vorlesung. Verkleinerte Kopie aus der Handschrift 2030 der Nationalbibliothek in Paris, geschrieben um 1314 (vgl. das Titelblatt bei * E. Nicaise, Chirurgie de Maître Henri de Mondeville. Felix Alcan, Editeur, Paris 1893, 903 pp., gr.-8°). 2. (S. fo. 7 r. c. s. 35 × 25 Millimeter.) Ein Schüler führt dem Lehrer eine kranke Frau vor. 3. (D. 23 × 20 Millimeter. fo. 16 v. c. d.) Schüler und Lehrer am Bett eines Kranken. 4. (S. 27 × 24 Millimeter. fo. 65 r. c. d.) Der Lehrer mit drei Schülern an einer gedeckten Tafel. 5. (D. 13 × 27 Millimeter. fo. 70 v. c. s.) Der Lehrer besichtigt den Urinkolben einer Frau. In all diesen Initialen tragen Lehrer und Schüler das Mönchsgewand. Ersterer ist durch das Barett, letztere durch die Tonsur gekennzeichnet. Die übrigen, wenn ich richtig gezählt habe, 566 kleineren Initialen sind in blauer und rother Farbe ausgeführt, entsprechen den bekannten Anfangsbuchstaben des 14. Jahrhunderts und ähneln vielfach denen der kasseler Handschrift des „Wilhelm von Oranse" vom Jahre 1334.

Die Züge der laufenden Schrift entsprechen dem 14. Jahrhundert. Die Zeilenzahl beträgt bei den ersten 59 Blättern je 60, schwankt bei den weiteren jedoch zwischen 54—58 (19 + 9 Stichproben).

Die Handschrift ist ein Bruchstück aus einem grösseren Sammelwerke. Die ersten 4¹/₂ Zeilen sind radirt. Man merkt jedoch an den Spuren, dass sie roth beschrieben waren.

Der Text beginnt inmitten der fünften Zeile mit der Ueberschrift: hic incipit liber mehemet auenrost qui colliget nominatur. Rubrica. Nun folgt der Text der lateinischen Uebersetzung des Khitâb el-kullîdschât des Ibn Roschd in zwei Kolumnen von 61—64 Millimeter Breite und 21·5 bis 22 Centimeter Höhe.

Die Handschrift schliesst f. 84 v. c. d. folgendermassen: Zuerst endet der volle Text des Kullidschât mit den Worten: „Et deus ab errore eximat et ex ipsius lumine oculos nostros illuminare dignetur. Amen." Drei Zeilen tiefer: „Explicit liber mehemet auerost qui colliget nominatur." Darunter in kleiner feiner Schrift: „Ave maria gratia plena angelus tecum." Zwei Zeilen tiefer beginnt eine neue Abhandlung mit der Ueberschrift: „Incipit tractatus senece de quatuor uirtutibus cardinalibus. Rubrica." Die sich anschliessenden letzten 36 Textzeilen beginnen ohne Anfangsbuchstaben mit: „(Q)uatour species uirtutum sunt" und enden mit „Nam qui prudens est non dicit non putam hoc fieri quia non dubitat sed". Damit bricht die Handschrift ab. Der Verf. dieser Abhandlung von den vier Kardinaltugenden ist nicht Seneca, sondern der bekannte Bischof Martinus Dumiensis seu Braccarensis (6. Jahrhundert).

Fasst man das von den Uebersetzern Gesagte zusammen, so ergibt sich daraus:

1. Der Einfluss, den die Anatomie der Araber auf das lateinische Mittelalter übt, gelangt zur Geltung erst durch die Uebersetzungen der arabischen Schriften, und zwar am Ende des 11. Jahrhunderts, rund um 1100.

2. Die wichtigsten der übersetzten anatomischen Schriften sind die des Alí ben el-Abbâs, Râzí, Ibn Sina.

3. Die Blüthezeit dieser Uebersetzungen sind die Jahre 1067 bis 1150.

4. In diesem Zeitabschnitt wurden übersetzt
die Anatomie des Alí ben el-Abbâs von . . . . . . ⎱ Konstantin von Afrika im Pantegni um 1070—1086, Stefan von Antiochien 1127.
die Anatomie des el Râzí . . . die Anatomie des Ibn Sina 1149 ⎰ von Gerhard von Cremona.

5. Die Sprache dieser Uebertragungen ist mangelhaft, sie ist von Arabismen durchsetzt, die Urtexte sind durch zahlreiche Aenderung oft wesentlich umgestaltet.

6. Die Anatomie der romanischen Periode, d. i. vom Ende des 11. Jahrhunderts bis 1300, stützt sich auf sie.

7. Die bisherigen Ausgaben dieser für die Anatomie des Mittelalters so einflussreichen Uebersetzungen — Drucke vom Ende des 15. und aus dem Anfange des 16. Jahrhunderts — sind äusserst mangelhaft und zumeist ohneweiters nicht verwendbar.

IV. ROMANEN.

Die Geschichte der mittelalterlichen Anatomie des Abendlandes setzt beiläufig um dieselbe Zeit ein, da die literarischen Leistungen der Byzantiner auf diesem Gebiete versiegen. Sie umfasst also einen nur 250jährigen Zeitraum, d. h. von 1050—1300. An der Bearbeitung der Anatomie in dieser Zeit betheiligen sich fast nur die romanischen Völker, Spanier, Franzosen, Italiener. Aus einem Ueberblick der geschichtlichen Hauptpunkte des Mittelalters ersieht man, wie viele Staatenumwälzungen im Abendlande nach der Völkerwanderung vergehen mussten, bis sich die Verhältnisse in Südeuropa so gefestigt hatten, um dem Aufblühen einer höheren Kultur förderlich zu sein. Man erkennt hier, wie anderswo, dass die Anatomie, obzwar ihre Kenntniss dem Menschen so nahe liegt, sich nie einen echt volksthümlichen Boden schaffen konnte, und als abstrakte Wissenschaft angesehen, immer erst dort zur Blüthe gelangte, wo ein verfeinertes Kulturleben der Entfaltung eines weiteren und tiefer dringenden Wissens Vorschub geleistet hat.

1. Literarische Uebersicht.

Die Bearbeitung der Anatomie im Abendlande erhielt ihren Anstoss erst durch Bekanntwerden der arabischen Schriften in lateinischen Uebersetzungen. Was ausserdem auf diesem Gebiete geleistet wurde, kann keinen Anspruch auf den Namen Anatomie erheben. Dahin gehört erstens das Kochen von Menschenleichen als Vorbereitungsverfahren für den Versandt dieser (vgl. darüber Haeser I 785), zweitens die etymologischen Bestrebungen des Isidor von Sevilla (gest. 636), den Ursprung anatomischer Benennungen zu deuten. Nichtsdestoweniger verdient aus literargeschichtlichen Gründen seine Sprachforschung eine eingehendere Beachtung, weil sowohl ihr Inhalt als ihre Methode einen nicht unwesentlichen Einfluss auf die Anatomie in Salerno übt, sowie auf den anatomischen Inhalt der volksthümlichen naturwissenschaftlichen Schriften, welche nach der Mitte des 13. Jahrhunderts entstanden sind.

Der erste Abschnitt des romanischen Zeitraumes der Anatomie dauert etwa bis zum Jahre 1140, d. h. bis zur Uebersetzung des Ibn Sina durch Gerhard von Cremona. Von da an steht die Anatomie hauptsächlich bis auf Weiteres unter dem Zeichen des Avicenna. Die mittelalterliche Anatomie in Salerno umfasst, gezählt nach den datirten oder datirbaren Urkunden, einen zweihundertjährigen Zeitraum, für welchen jenes Jahr gerade den Mittelpunkt bildet (1040 bis 1240). Sie zeichnet sich vor allem aus durch ihren konservativen Charakter. Unter dem Einflusse des Isidor von Sevilla und des Konstantin von Afrika entstanden, wahrt sie deren Andenken möglichst lang. So ist das Gedicht Speculum hominis nichts anderes als eine Sammlung auf die Medicin bezüglicher Stellen des Isidor in Schulreime gebracht. Es dürfte um die Mitte des 11. Jahrhunderts, also etwa 1040 geschrieben sein. Es enthält noch keine Andeutung, dass die Anatomie betrieben oder gar praktisch ausgeübt worden wäre. Erst mit dem Auftreten des Konstantin gewinnt die Medicin in Salerno und besonders die Anatomie einen festen Boden. Konstantin hat Werke des Hippokrates, Galenos, Alí ben el-Abbâs, Dschafer, Ischâk, Râzí übersetzt. Sein für die Anatomie wichtigstes Werk ist die Uebersetzung des khitaab el-maleki des Alí unter dem Namen liber pantegni (1070—86). Auf diese Uebersetzungen stützt und auf ihnen entwickelt sich die salernitaner Anatomie zur praktischen Ausübung der Zergliederungen, allerdings nur an Schweinen. Von einem ausführlichen Studium ist jedoch nicht die Rede. Eine salernitaner Anatomie (wir nennen das heute eine Leichensektion) beschränkt sich auf die Eröffnung der grossen Körperhöhlen. Selbst der vorangehende theoretische Vortrag streift nur das Nervensystem, berührt aber aus begreiflichen Gründen die Muskulatur und das Knochensystem gar nicht. Hingegen waren eingestreute etymologische Erörterungen stets beliebt.

Solcher Anatomien sind drei erhalten:

1. Die Anatomie des Kophon II. 1085—1100.

2. Die gegen diese ankämpfende, aber ihr äusserst ähnliche zweite salernitaner Anatomie. Sie dürfte kurz nach der ersten entstanden sein.

3. Die Anatomie des Magister Richardus Floriani um 1166 bis 1181. Sie schliesst sich der vorangegangenen ziemlich eng an.

Ausserdem sind in dem salernitaner Gedicht Flos medicinae einige mnemotechnische Schulreime aufgenommen.

Welcher Werth der praktischen Uebung der Anatomie in Salerno beigelegt wurde, das beweisen die Gesetze Friedrichs II. für das Königreich von Neapel vom Jahre 1240, mittelst deren das einjährige Studium der Anatomie für die Chirurgen vorgeschrieben wurde. Aus ihnen geht hervor, dass

1. Aerzte nur in Salerno ernannt,

2. Vorlesungen über Medicin und Chirurgie, also auch über Anatomie, in Salerno und in Neapel gehalten werden durften. Doch sind Nachrichten über die Anatomie in Neapel aus dieser Zeit nicht erhalten.

Anmerkung. Es wird erzählt, auf Antrag des Martianus, Protomedicus von Sicilien, habe Friedrich II. im Jahre 1238 den Befehl erlassen, dass alle fünf Jahre

83 —

in Gegenwart der Aerzte und Chirurgen eine Leiche secirt werde (Burggraeve Préc.
de l'hist. de l'anat. Gand 1840, p. 47. *Puschmann, Gesch. d. med. Unterr., S. 205).
Vielleicht ist diese Erzählung nur eine ausgeschmückte Wiedergabe des Kerns jener
Gesetze vom Jahre 1240.

Unverhältnissmässig später als in Süditalien, beziehungsweise im
Königreich beider Sicilien, entwickelt sich das anatomische Studium
in Oberitalien. Hier hat die Führung Bologna.

Um die Mitte des 12. Jahrhunderts hält hier Armando Guascone anatomische Vorlesungen (1151). Er hat jedoch keine anatomischen Schriften hinterlassen. Dann fehlen wieder bis in die Mitte des
13. Jahrhunderts entsprechende Quellen über den Betrieb der Anatomie. Erst 1260 tritt hier Taddeo Alderotti als Lehrer auf. Es ist
zweifelhaft, ob er selbst die Anatomie ausgeübt oder vorgetragen hat.
In seinen Schriften kommen jedoch Stellen vor, aus denen hervorgeht, dass er anatomische Kenntnisse besass, die Anatomien der
Araber gelesen, und wahrscheinlich auch der Ausführung von Sek-
tionen zugesehen hat. Taddeo hat die aristotelische Dialektik in der
bologneser Schule in Gang gebracht. Unter dem Einflusse derselben
ist die der bologneser Schule jener Zeit zuzuweisende pseudogalensche Schrift De anatomia vivorum entstanden (1260—1300). Aus
dieser Schule und derselben Periode stammt auch die Anatomie des
Wilhelm von Saliceto (1275), der erste Versuch, die Ergebnisse
der Anatomie in einem Lehrbuch auf die praktische Chirurgie an-
zuwenden.

Wie festen Fuss die Anatomie zu Bologna in der Schule und
unter dem Einflusse des Taddeo Alderotti gefasst hatte, dafür zeugt,
abgesehen von der Erzählung des Salimbeni, wonach bereits 1286 ein
Arzt in Italien pathologisch-anatomische Leichensektionen geübt haben
soll, abgesehen von der urkundlich erwiesenen ersten gerichtlichen
Leichenschau in Bologna im Jahre 1302, abgesehen von der anatomischen Thätigkeit des Mondino dei Luzzi, der Ausspruch eines
Schülers des Taddeo, nämlich des Gentile di Foligno (Professor
in Bologna, Perugia, Padua, gest. 18. Juni 1348 in Perugia), als Verf.
der Expositiones in Canonem Avicennae. Gentile nennt die Anatomie
das Abc der Medicin, in welchem die Studirenden der Medicin vor
allem zu unterweisen sind, sowie man zuerst die Buchstaben des Alfa-
bets kennen muss, bevor man lesen kann (*Riolan Joh., Anthropo-
graphiae lib. I. c. 9. Opera anat. Lut. Paris. 1649, pag. 39).

Viel später, als in Italien, entwickelte sich die Anatomie in
Frankreich.

Vgl. *Puschmann, Geschichte des medicinischen Unterrichts. *Curieuses recher-
ches sur les escholes en medecine de Paris et de Montpellier. A Paris, chez Gaspar
Meturas 1651. 291 pp. 8°. Verfasser dieser äusserst seltenen Schrift ist Jean Riolan der
Jüngere.

Riolan berichtet, die medicinische Facultät in Paris habe bereits
1090 einen Galen „De utilitate membrorum" zum Geschenk erhalten.
Allerdings hätte sich daraus frühzeitig genug Gelegenheit zur Er-
werbung anatomischer Kenntnisse ergeben. Doch ist meines Wissens
dieses Datum nicht näher beglaubigt. Die Vereinigung der Meister
unter bestimmten Satzungen erfolgte erst kurz nach 1209. Bald darauf scheint aber auch die Anatomie zum Lehrgegenstand erhoben
worden zu sein. Dafür zeugt die Anatomie des Ricardus Anglicus

6*

(1230—1252). Sie ist das älteste urkundliche Beweisstück für die Lehre der Anatomie in Frankreich.

In Montpellier, wo die medicinische Schule bereits 1137 bestand, scheint man die Anatomie bis an den Schluss des 13. Jahrhunderts nicht sehr eifrig betrieben zu haben. Der Anstoss zu einer regeren Entfaltung ist vielleicht erst von Paris durch Uebersiedlung des Lanfranchi, Schülers des anatomieliebenden Wilhelms von Saliceto ausgegangen. Er schrieb seine grosse Chirurgie 1295 und 1296 in Lyon und Paris. Kurz darauf, 1304, tritt in Montpellier als erster Anatom, wenn auch als reiner Theoretiker, der Chirurg Henri de Mondeville auf. Seine Anatomie stützt sich hauptsächlich auf Avicenna, welcher seit dem Bekanntwerden der Uebersetzung des Gerhard von Cremona die führende Rolle in der Anatomie behält. Henri de Mondeville ist für die Geschichte des anatomischen Unterrichts insofern wichtig, als er als Erster den Anschauungsunterricht in den Lehrgang einführt.

Eine Erweiterung haben die anatomischen Kenntnisse während des romanischen Zeitraumes nicht erfahren. Dennoch gewinnt diese Periode an Bedeutung dadurch, dass sie die Anatomie, wenn auch nur an wenigen Kulturstätten, hegt und pflegt, indem sie diese Wissenschaft sowohl theoretisch als auch an der Leiche, hauptsächlich an Schweinen, praktisch ausübt und sie in den Lehrgang der Medicin einführt. In den süditalienischen Schulen gilt sie als Unterrichtsgegenstand für die physici, seit 1240 als obligater Gegenstand für die Chirurgen. In Oberitalien und Frankreich widmen ihr in der Hälfte des 13. und anfangs des 14. Jahrhunderts besonders die Chirurgen ihr Augenmerk (Wilhelm von Saliceto, Henri de Mondeville). Die warme Pflege der Anatomie an einzelnen hervorragenderen Orten erweckt jedoch auch das Interesse weiterer Kreise. Diesem Interesse verdankt sie die Einführung in eine Reihe naturwissenschaftlicher Encyklopädien des 13. Jahrhunderts:

1. **Vincent de Beauvais. Speculum majus tripartitum.**

Vincenz von Beauvais (Vicentius Bellovacensis) starb um 1264. Zu den Literaturausgaben bei Haeser I 697, kommt noch Bourgeat, J. B. Etudes sur Vincent de Beauvais. Paris 1856. VIII et 231 pp.

2. **Thomas von Cantimpré. De natura rerum.**

3. **Bartholomaeus Anglicus. De proprietatibus rerum.**

Diese drei Schriften sind bei Haeser I 695 ff. in der verkehrten Reihenfolge 3. 2. 1. angeführt. Ihrer Entstehung nach sind sie, wie hier angegeben, zu ordnen. Die bei Haeser angeschlossene Besprechung des Buches der Natur von Kunrat von Megenberg gehört eigentlich in einen besonderen Abschnitt, welcher das 14. Jahrhundert behandelt. Das Buch ist um etwa 100 Jahre jünger als obige drei.

Eine gute Uebersicht der geistigen Zustände des 13. Jahrhunderts gibt:

*Lecoy de la Marche, H. Le treizième siècle, littéraire et scientifique Lille (Nord) et Bruges. Desclée, de Brouwer et Cie. 1887. 358 pp. 8°.

Lecoy führt noch den Jean de Garlande als einen derjenigen an, welche sich mit der Anatomie befasst haben. Und zwar verweist er auf dessen Dictionarius. Ueber ihn sagt Jöcher (Gelehrtenlex. II, S. 863), de Garlandia oder Garlandria, sonst Hortulanus genannt (Johannes), ein englischer Grammaticus, Chymicus, Mathematicus, Poet und Theologus, lebte um die Mitte des XI. seculi und schrieb: Cornutum sive disticha, Hexametra moralia, Synonyma, de nominibus et verbis defectivis, Composita verborum, De verbis deponentialibus, Compendium grammaticae, Tractatum allegorismicum de computo ecclesiastico, Opus aequivocorum, Dictionarium seu de dictionibus obscuris, De mysteriis ecclesiae, Compendium alchymiae seu expositionem synonymorum in arte alchymistica, Librum de mineralibus in englischer Sprache, welch beide letztere ein anderer Joh. de Garlandia, der ein Medius gewest, und vom obigen unterschieden gehalten wird, geschrieben hat, Scholarium morale, Explicationem tabulae smaragdinae Hermetis Trismegisti.

2. Einzelne Schriftsteller und Schriften.

Isidor von Sevilla.

(Isidorius Hispalensis.)

* Lindemann, Fridericus, Corpus gramaticorum latinorum veterum. Tom. III. Isidori Hispalensis episcopi Etymologiarum libri XX ed. Frider. Vilelm. Otto. Lipsiae, sumpt. B. G. Teubneri et F. Claudii 1833. 702 pp. 4⁰.

Isidor wurde um 596 Bischof in Sevilla und starb als solcher 636. Ueber sein Verhältniss zur Botanik siehe Meyer II. 389. Die zwanzig Bücher seiner umfangreichen Schrift Etymologiae oder Origines, geschöpft aus etwa 80 Schriftstellern, bilden ein encyklopädisches Wörterbuch, welches sich über alle Zweige des Wissens verbreitet. Das elfte Buch behandelt in vier Kapiteln die Naturgeschichte des Menschen, und zwar: 1. Die Körpertheile, 2. die Altersstufen, 3. Missgeburten, 4. Verwandlungen. Der Anatomie am nächsten stehen die 147 Absätze des ersten Kapitels. Sie befassen sich mit der Deutung der Benennungen unserer Körpertheile vom rein sprachwissenschaftlichen, beziehungsweise unwissenschaftlichen Standpunkt:

Natura, genus, vita, homo. Anima, mens, corpus, caro, sensus. Caput, vertex calvaria occipitium capilli caesaries comae crines tempora facies, vultus frons oculi palpebrae cilia supercilia intercilium genae malae maxilla mandibulae barba aures pinnula nares os labia lingua dentes gingivae palatum fauces arteriae toles mentum gurgulio, rumen, sublinguium. Collum, cervix. Humeri, ola, brachia, cubitum, ulna, alae, manus palma pugnus digiti, ungulae. Truncus, thorax, pectus mamilla papillae ubera lac. Cutis pellis corium pori arvina pulpa. Membra artus compagia ossa medulla vertibulae cartilagines costae latus dorsum terga scapula, interscapilium, palae spina sacra spina. Renes lumbi umbilicus ilium clunes nates genitalia veretrum testiculi. Posteriora meatus femora femina coxae suffragines genua crura tibiae talus pedes plantae solum. Viscera cor praecordia pulsus venae sanguis pulmo iecur splen fel stomachus intestina omentum disseptum coecum ieiunum venter alvus uterus aqualiculus. Matrix vulva vesica urina semen menstrua foetus.

Wenn das Ganze zwar für die geschichtliche Entwickelung der Anatomie keine Bedeutung hat, so ist es doch aus sprachlichen Gründen insofern wichtig, als es Deutungen seltener Namen enthält, welche in der mittelalterlichen Anatomie eine Rolle spielen, daher es für das Studium der späteren Anatomie nicht gut entbehrlich ist.

53. Dentium antem numerum discernit qualitas sexus. Nam in viris plures, in feminis pauciores existunt (vgl. die Lehre des Aristoteles von der anatomischen Minderwerthigkeit des Weibes gegenüber dem Manne).

56. Arteriae vocatae sive quod per eas a pulmone aer — hoc est spiritus — fertur, seu quod arctis et angustis meatibus spiritum vitalem retineant, unde vocis sonos emittunt: qui soni uno modo sonarent nisi linguae motus distancias vocis efficeret (Isidor versteht also unter arteriae die Luftröhre und deren Aeste).

57. Toles gallica lingua dicuntur, quas vulgo per diminutionem toxillas (al. toxillos, tusillos) vocant, quae in faucibus turgescere solent. Ola summi humeri pars posterior.

62. Humeri dicti quasi armi ad distinctionem hominis a pecudibus mutis, ut hi humeros, illi armos habere dicantur. Nam proprie armi quadrupedum sunt.

64. Cubitum dictum (hier neutrum).

70—71. Die eigenthümliche Benennung der **Finger** gibt folgende Uebersicht:

I	II	III	IV	V
pollex	index	impudicus	anularis	auricularis
	salutaris		medicinalis	
	demonstratorius			

80. **Pori** — latine proprie **spiramenta**.

87. **Vertibulae** (al. vertibula) sunt summae ossium partes crassioribus nodis conglobatae et dictae ita ob eo quod ad inflexionem membrorum illa vertantur.

94. **Palae** sunt dorsi dextra laevaque eminentia membra.

96. **Sacra spina** est ima perpetuae spinae quam graeci hieron ostun vocant.

106. **Femora** — ab inguinibus usque ad genua.

Femina — femorum partes sunt, quibus in equitando tergis equorum adhaeremus.

110. **Crura** — sub genibus usque ad suras.

111. **Talus** autem sub crure est, sub talo calcanei. (!)

118. **Cor** — huius duae arteriae sunt, e quibus sinistra plus sanguinem habet, dextra plus spiritum.

120. **Pulsus** — dorkadozontes — mynnizontes.

130. **Omentum** — quod epiplun graeci vocant.

Disseptum (= septum transversum, diaphragma).

131. **Caecum** intestinum, quod sit sine foramine et exitu (!), quod graeci tyflon enteron.

Abgesehen vom Werth als Quelle für den Sprachforscher sind die Etymologiae des Isidor noch insofern von grosser Bedeutung, als sie eine der ersten und umfangreichsten wissenschaftlichen Encyklopädien des Mittelalters darstellen, aus welcher noch in späterer Zeit geschöpft wurde. So hat sie Bartholomaeus Anglicus für sein Werk de proprietatibus rerum reichlich ausgenützt.

Anhang zu Isidor von Sevilla: das Gedicht Speculum hominis.

* Collectio Salernitana V. p. 173—198.

Der Einfluss des Isidor auf die italienische Literatur meldet sich bald in dem in der Coll. Sal. unter der nicht ganz zutreffenden Ueberschrift „Poema anatomicum" aufgenommenen Gedicht Speculum hominis. Es umfasst 1011 Verse, ohne jedoch abgeschlossen zu sein. Die Absicht und Durchführung bezeichnet der Verf. selbst:

5. Est homo mens: nitor de partibus eius
    Ethimologias, et earum ponere causas.
10. Que mea metra serunt, aliorum prosa fuerunt,
    Prosam imitani, quia metrum plus placet auri.
735. De variis hominis sum partibus ista locutus
    Ysidorum super hiis pro magna parte secutus.

Thatsächlich sind diese Verse nichts als Theile des in Reime gebrachten Textes des Isidor, und zwar:

Is. XI 1. de homine et partibus eius.

„ XI 2. de aetatibus hominis.

„ IX 5. de affnitatibus et gradibus.

„ IX 6. de agnatis et cognatis.

„ IX 7. de coniugiis.

„ IV 6. de acutis morbis.

„ IV 7. de chronicis morbis.

Das Gedicht endet mit der Erklärung des reuma (= Isid. IV 7. Nr. 11), woran sich bei Isidor noch weitere Deutungen (coryza, branchos etc., bis Nr. 39) anschliessen. Es bricht also unvermittelt ab.

Einige wenige Stichproben dürften für die Kennzeichnung dieser Dichtkunst genügen.

190. Esse bari pones grave dicimus, inde barones
     Et barbam gravium nam tantum barba virorum.
272. Est armus proprie pecudis, sed debet habere
     Nomen ad hoc humerus hominis qui dicitur armus.
304. Insuper ascelle sunt a cillendo vocate.
306. Res non est ficta, manus est a numine dicta.
326. Ut vult Ysidorus, pugni fit origo pugillus.
399. Corpus habet poros, sic greco nomine dictos,
     Qui lingua Latii sunt spiramenta vocati.
431. Vertibulum dicta pars ossis summa gibba
     Nam semper verti facit illud flexio membri.
467. Renibus a rivo nomen posuit bene Varro.
505. Mentula sola fugit menti contraria surgit:
     Quod mens ipsa dedit hec mentula nomen habebit.
577. Corporis est podium podex, hinc dicimus illum.
     Provida natura posuit retro posteriora,
     Ne turbent visum, dum reddunt illa tributum.
545. Estque genu poplex appellatum quasi perplex:
     Quidam perplexus apparens est ibi motus.
550. Tibia possedit sibi nomen quod tuba fecit.
565. Suscel concavitas est plante, cumque locatum
     Hoc sic [sit!] sub talo, merito fuit inde vocatum.
598. Propterea vene sunt a veniendo vocate.
621. Uppositam partem iecori splen supplet, ob hanc rem
     A supplemento splenem vocitare memento.
637. Viscera ventriculus in se qui claudit, omasus
     dicitur, et nomen hoc illi tradidit omen.
     Ex illo multi querebant signa futuri.
     Est simul omentum dicto de nomine dictum.
     Non negat Ysidorus, omentum quin sit omasus,
     Sed tamen a multis distinctio fit super istis.
650. Est intestinum colus quia tendit ad anum,
     Ilinc dictus fiat digesta cibaria colat.
668. Est uterus proprie mulierum dictus, utramque
     Quod tangit partem laterum replicatus ad inguen.
757. Filius est dictus a philos, quod sit amatus.

Der Verf., mit vieler Wahrscheinlichkeit ein Italiener, hat das Gedicht, wie der Herausgeber bemerkt, mehr für gebildete Stände im Allgemeinen verfasst als für Aerzte. Mir will es aber scheinen, als liegen darin ebensolche mnemotechnische Schulverse für den Unterricht vor, wie die übrigen, später zu erörternden Verse sind. De Renzi hat es veröffentlicht, nicht weil er es für salernitanisch hielt, sondern für altitalienisch und sicher aus der salernitaner Periode stammend. Thatsächlich ähnelt die Form überaus den übrigen Reimen der Salernitaner. Dem Inhalte nach möchte ich es um die Mitte des 11. Jahrhunderts ansetzen, beziehungsweise vor die Zeit, da die Anatomie des Pantegni ihren Einfluss zu üben begann, weil von dieser keine Spur darin enthalten ist.

Konstantin von Afrika.

(Constantinus Africanus.)

*1. Constantini Africani post Hippocratem et Galenum, quorum graece linguae doctus, sedulus fuit lector, nedicorum nulliprorsus, multis doctissimis testibus, posthabendi Opera, conquisita undique magno studio — Basileae apud Henricum Petrum. Mense August. 1535. 387 pp. folio.

Summi in omni filosophia viri Constantini Africani medici Operum reliqua, hactenus desiderata, nuncque primum impressa ex uenerandae antiquitatis exemplari quod nunc demum est inuentum — Basileae apud Henricum Petrum. 361 pp. folio. Explicit mense Augusto 1539. (Wien, Univ. B. Med. univ. III. 186.)

*2. Haly filius abbas. Liber totius medicine necessaria continens quem sapientissimus Haly filius abbas discipulus abimeher moysi filij seiar edidit: regique inscripsit. vnde et regalis dispositionis nomen assumpsit. Et a stephano philosophie discipulo ex arabica lingua in latinam satis ornatam reductus. Nec non a domino michaele de capella illustratus impressus. 1523. 319 Blätter 8°. Schlussschrift: Hoc preclarum opus multo maiori quam prius cura recognitum mendis omnibus exclusis. Lugduni typis Jacobi myt exacte impressum fuit Anno domini millesimo quingintesimo xxiij. die vero xviij. mensis martij.

* 3. Meyer (Ernst H. F.), Gesch. d. Botanik III. 1856. S. 471 ff.
* 4. Wüstenfeld (F. D.), Uebersetzungen arabischer Werke. 1877. S. 10 ff.
5. Steinschneider, C. v. Afr. u. s. arab. Quellen. Virch. Arch..

Konstantin, geb. in Karthago um 1018, kam nach Italien um 1067, lebte zuerst in Reggio, dann in Salerno, trat nach 1070 als Mönch in das Kloster von Monte Cassino ein und starb daselbst um 1106 (Meyer). Hier übersetzte er den khitaab el-maleki des Alí ben el-Abbás unter dem Titel liber pantegni. Das Buch ist dem Abt Desiderius (als Viktor III. Papst 1086—87) gewidmet. Dieser regierte 1058—86, also ist der Liber pantegni zwischen den Jahren 1070—86 entstanden. Obzwar bald darauf, 1127, Stefan von Antiochien den khitaab el-maleki unter dem Titel regalis dispositio vom Neuen übersetzt hat, blieb doch der Liber pantegni lange ausschlaggebend und hat auf die nachfolgende Zeit einen wesentlichen Einfluss geübt.

Der khitaab el-maleki zerfällt in einen theoretischen und einen praktischen Theil. Das 2. und 3. Buch des ersten Theiles enthält die Anatomie. Sowohl die Uebersetzung des Konstantin als die des Stephanus strotzt von Arabismen ärgster Gattung.

Salernitaner Anatomie.

*Collectio Salernitana ossia documenti inediti-publicati a cura di Salvatore de Renzi. Tom. I—V 1852—59. Nap. Filiatre sebezio. gr.-8°.

Der Liber pantegni hat in Salerno sofort Früchte getragen. Kurz nach dessen Fertigstellung entstanden zwei anatomische Schriften, welche unter den nicht ganz zutreffenden Namen Cophonis anatomia porci und Demonstratio anatomica in die Collectio salernitana aufgenommen worden sind. (T. II. p. 387—401.) Im Folgenden sind sie als „Anatomie des Kopho" und „zweite salernitaner Anatomie" bezeichnet.

A. Kophon II.
1085—1100.

* 1. Coll. Salern. II 388—390. 2. Severini (M. H.), Zootomia democritaea: Noribergae anno 1645, pag. 389,. Praefatiuncula in anatomiam porci. * 3. Anatomiae, hoc est, corporis humani dissectionis par prior. Per Io. Dryandrum medicum et mathematicum. Item Anatomia Porci, ex traditione Cophonis, Infantis ex Gabriele de Zerbis. Marpurgi apud Eucharium Ceruicornum, Anno 1537 mense Junio. 36 Blätter, 1 Uebersichtstafel. 4°. * 4. Cl. Galeni Opera. Froben, Basileae 1549 T. VIII.

Diese anatomische Abhandlung führte, als die ersten Galenausgaben im Druck erschienen, den falschen Titel Anatomia parva Galeni. Im Jahre 1537 hat Johann Eichmann, der vielgescholtene, aber um die Verbreitung anatomischer Abbildungen verdiente Arzt in Marburg, im Anhange zu seiner Anatomie des Kopfes unter richtiger Nennung des Verf.'s den ersten Abschnitt herausgegeben (Anatomia porci ex Cophonis libro) und ihm in Anbetracht des praktischen Zweckes eine kleine Vorrede gewidmet.

Nichtsdestoweniger erhielt sich die Schrift noch immer in den späteren lateinischen Galenausgaben, wenn auch unter den unechten Büchern (libri spurii), z. B. in der zweiten baseler (1549, VIII 161) als Cl. Galeno adscriptus liber de anatomia parva. De Renzi hat sie 1853 in die Collectio Salernitana nach der Ausgabe des Severini von 1645 unter dem Namen Cophonis anatomia porci aufgenommen.

Der Verf. ist der Salernitaner Kophon II. Er schrieb (Meyer III 479) zwischen 1085—1100. Die eigenthümlichen anatomischen Benennungen kennzeichnen deutlich die Abhängigkeit von griechischen und arabistischen Schriften, besonders aber vom Liber pantegni des Konstantin.

Branchos, isthmon, squinantia, synantia, peripneumonia, diaphragma, sansugium, anhelitus, orthomia (= orthopnoe), pluerosis, stomachus, portanarium, intestinum orbum, saccus, longaon (schon bei Isidor von Sevilla), zirbus, siphach, vena chilis, uritides, epigorontysmeon coli (die alte griechische Anatomie unterscheidet 1. ekfysis = Duodenum, 2. nestis = jejunum, 3. lepton = Dünndarm, 4. tyflon = = Blinddarm, 5. kolon, 6. apenthysmenon), cotylidones, cranium.

Das Ganze ist eine kurze Anleitung zum praktischen Studium der Anatomie an einem Schweine, gegründet auf die Annahme, dass die Eingeweide keines Thieres denen des Menschen so ähneln, wie die beim Schweine. Hinweise auf andere Schriftsteller sind in dieser Schrift nicht enthalten.

B. Die zweite salernitaner Anatomie.

1 *Collect. Salern. II 391—401. 2. *Nagel (C. L.), Commentatio de anatomia salernitana per compendium salernitanum. diss. inaug. Vratisl. 1852. 32 pp. 8⁰.

Diese Schrift, erhalten in einer Handschrift der M. Magdalenenbibliothek in Breslau (Q. 2. f. 175—77), führt dort keinen Titel. Erst der Herausgeber A. W. E. Th. Henschel hat sie Demonstratio anatomica genannt.[1]) Sie könnte ebenso gut wie die erste „anatomia porci" heissen. Thatsächlich ist sie nichts anderes als eine erweiterte Ausgabe der ersten, durchsetzt von einer wiederholt durchbrechenden Polemik gegen diese. Der Titel Demonstratio ist insofern unrichtig gewählt, als hier eine theoretische Vorlesung vorliegt, welche sich offenbar auf eine vorzunehmende, und auf eine im vergangenen Jahre vorgenommene Anatomie eines Schweines bezieht. Der Schluss daraus, es habe in Salerno nur einmal im Jahre eine Anatomie stattgefunden, wäre übereilt. Der Verf. steht zu Kophon II., obzwar er ihn mehrfach bekämpft, im untergeordneten Rangsverhältnisse. Gegen seine Schüler tritt er streng auf und tadelt heftig, man habe ihm im vergangenen Jahre vorgeworfen, er habe Nerven für Blutgefässe ausgegeben. Die Quellen für seine Kenntnisse sind mehrfach genannt

---

[1]) Diese Ausgabe ist äusserst fehlerhaft. Dies mag zum Theile an der Handschrift liegen, welche vielleicht wortgetreu, aber ohne den nöthigen kritischen Apparat wiedergegeben ist. Indes scheint auch die Transskription flüchtig zu sein, denn an mehreren Stellen ist zweifellos quoniam statt quam zu lesen (ähnlich in der Anatomie des Richardus Floriani quandoque statt quinque). Eine neue Ausgabe nach einer besseren Handschrift, jedenfalls aber in sorgfältigerer kritischer Ausstattung, ist sehr erwünscht.

Einmal ist Galen und einmal Hippokrates über den Verschluss des Muttermundes nach der Empfängniss erwähnt. Weiters

1. der Liber pantegni des Konstantin von Afrika,
2. das Buch über den Harn des Ischak ben Soleiman,
3. die Aforismen des Hippokrates.

Letztere zwei waren kurz vorher von Konstantin aus dem Arabischen übersetzt.

Bemerkenswerth sind noch folgende Stellen:

ut in philarito diximus.
prout in iohannem diximus.

Die erste bezieht sich offenbar auf die als liber Philareti de pulsibus bekannte Abhandlung. Sie ist nicht etwa gleichbedeutend mit der von Ermerins herausgegeben Schrift des Theofilos über den Puls, sondern, wie der Vergleich ergibt, ein knapper Auszug daraus. Unter der zweiten sind offenbar die Aforismen des Johannes Damascenus verstanden.

Die Aphorismi Ioannis Damasceni beginnen „Liberet te deus, fili amantissime a devio erroris" und schliessen „nunc autem deo gratias ago, quia te huiusmodi primum translatorem inveni". Als Verfasser gilt (Haeser I 567, Wüstenfeld, Gesch. Nr. 59) Mesue der Aeltere = Isa ben el-Hakem = Abu Zakeriija Jahja ben Mäserweih. Ausser in der von Wüstenfeld und Haeser allein citirten bologneser Ausgabe von 1489 (s. oben) sind sie noch in mehreren Ausgaben der Articella vorhanden (s. unten).

Wüstenfeld (Gesch. d. arab. Aerzte, Nr. 99) nennt auch bei Jahja ibn Serapion ben Ibrahim als zweites Werk Aphorismi magni momenti de medicina practica und verweist auf eine Handschrift der Bodleiana. Vermuthlich sind diese Aforismen jedoch identisch mit denen des Johannes Damascenus, da schon eine andere Schrift des Ibn Serapion (breviarium = practica = therapeuticae methodus) dem Janus Damascenus beigelegt wurde. Wenn für diese Auffassung vielleicht nicht ausschlaggebend, so ist es immerhin beachtenswerth, dass die lyoner Ausgabe des Serapion vom Jahre 1525 keine Aforismen enthält.

*Practica Joannis Serapionis aliter breuiarium nuncupata. Liber Serapionis de simplici medicina. Liber Galeni ad Papiam. Practica Joannis Platearii. Liber de simplici medicina eiusdem vulgariter circa instans dictus. Thesaurus pauperum. 1525. Impressum Lugd. per Jacobum myt 1525 die vero 20. mensis martij. 272 bez. Blätter gr.-8°.

Ob der Verfasser die Aforismen des Johannes Damascenus schriftlich bearbeitet oder nur mündlich erklärt hat, ist aus der Stelle nicht mit Sicherheit zu entscheiden. Dem Wortlaut gemäss ist jedoch Letzteres wahrscheinlich.

Das Buch des Filaret über den Puls, die Aforismen des Hippokrates, sowie die des Johannes Damascenus im Zusammenhang betrachtet, bieten sich hier dar als die ersten Anfänge der Articella, jener bekannten medicinischen Encyklopädie des Mittelalters.

Meines Wissens liegen Untersuchungen über die Entstehung der Articella nicht vor. Der Inhalt der gedruckten Ausgaben ist in der folgenden Tabelle nach den Mittheilungen von Choulant (Bücherk., S. 183 ff.) zusammengestellt, verglichen mit der mir vorliegenden lyoner Ausgabe von 1519. Dabei ist keine Rücksicht darauf genommen, in welcher Redaktion die einzelnen Schriften vorkommen. (So sind z. B. in der lyoner Ausgabe von 1519 die Aforismen des Hippokrates in drei — antiqua translatione, d. h. in der Uebersetzung des Konstantin von Afrika, Theodoro Gaza interprete, als collectio aphorismorum ad unamquamque egritudinem pertinentium — die libri tres tegni Galeni in zwei Redaktionen — antique translationis, translatione Laurentii Laurentiani — vorhanden.) Weiters sind in der letzten Spalte jene Schriften, welche in der lyoner Ausgabe von 1519 als Zuthaten (addita) zur Articella angegeben sind, durch ein Kreuz gekennzeichnet. Schliesslich sind durch stärkere Querlinien die Stufen gekennzeichnet, denen entsprechend der Inhalt der Articellaausgaben angewachsen ist.

Inhalt der Articellaausgaben	S. l. e. a.	Venet. 1483 87/91/93 1500/13	Lugd. 1505	Venet. 1507	Lugd. 1515 19 25 27/34 Argentor. 1534
Johannicius, Isagoge	1	1	1	1	1
Galenus, Tegni libri tres	1	1	1	1	1
Philaretus, de pulsibus	1	1	1	1	1
Theofilus, de urinis	1	1	1	1	1
Hippocrates — Aphorismi	1	1	1	1	1
Prognostica	1	1	1	1	1
Regim. acutor.	1	1	1	1	+
Epidemiar. VI.	—	1	—	—	+
Natura fetus	—	1	—	—	+
Lex	—	1	—	—	1
Jusjurandum	—	1	—	1	1
Johannes Damasc., Aphorismi	—	—	1	1	1
Flosculi med. e Corn. Celso	—	—	1	1	1
Hippocrates, Capsula eburnea	—	—	—	1	1
Avicenna — I 1, 2. IV 1.	—	—	—	1	1
I 4. IV 3, 4, 5,	—	—	—	—	1
Cantica	—	—	—	1	1
Rhazes, IX. ad Almansor.	—	—	—	1	1
Jacob de Partib. Summula	—	—	—	1	1
Descr. pond. et mens. ex br. Aiseir	—	—	—	1	1
Hippocrates — Liber secretor.	—	—	—	—	+
Pronost. s. lunam	—	—	—	—	+
Natura humana	—	—	—	—	+
De aere aqua etc.	—	—	—	—	+
De pharmaciis	—	—	—	—	+
de insomniis	—	—	—	—	+
Arnold. de Villan., Parabolae	—	—	—	—	+
Gentil. de Foligno, Divis. ll. Galeni	—	1	—	—	—

Anmerkungen. Die Uebersetzung der lex in der Articella soll von Arnold de Villanova herrühren (Liber Hypocratis de lege qui introductorius dicitur traductus per Arnaldum de villa nova de greco in latinum).

Den pronostica secundum lunam geht voran ein prologus Haly in librum hyppocratis de esse egrorum secundum lunam.

Die Auszüge aus dem Kanon des Avicenna sind nach der Uebersetzung des Gerhard von Cremona wiedergegeben, die Cantica des Avicenna nach der Uebersetzung des Armengandus Blasii de monte pessulano.

Hervorgehoben sei erstens, dass die Einleitung des Honein ben Ischak (Johannitii introductio in medicinam s. isagoge) in der lyoner Ausgabe vom Jahre 1519 als zur Articella nicht zugehörig betrachtet wird. Sie steht dort zwar an erster Stelle, aber nach ihrem Ende folgt die Ueberschrift „Articella" (fo. IX.). Hingegen betrachten sie die ersten gedruckten Ausgaben der Articella als zur Mikrotechne des Galenos zugehörig. So citirt wenigstens Wüstenfeld, Gesch. S. 28. Isagoge Johannitii ad tegni Galeni s. l. e. a., dann Venet. 1483, 1487, Lips. 1490. 4. Joannitii isagoge in artem parvam Galeni Argentor, 1534. 8. Weiters zählt die lyoner Ausgabe vom Jahre 1519 des Hippocrates Regimen acutorum als Zuthat, so dass für die ursprüngliche Anlage der Articella nur folgende fünf Schriften erübrigen:

1. Galenus, tegni libri tres.
2. Filaretus, de pulsibus.
3. Theofilus, de urinis.
4. Hippocrates, Aphorismi.
5. Hippocrates, Prognostica.

Nr. 1. 4. 5. waren von Konstantin von Afrika übersetzt. Ebenso aber auch de regimine morbor. acut. Es ist also im Vorhinein nicht verständlich, weshalb gemäss Lugd. 1519. letztere Schrift zur Articella nicht gehören soll. Dass der Philaretus de pulsibus zur Zeit, von welcher die Rede ist, bekannt war, beweist die zweite salernitaner Anatomie. Wann und durch wen die Uebersetzung, beziehungsweise der lateinische Auszug stattgefunden hat, ist noch zu untersuchen. Ebenso fehlen Anhaltspunkte für die Feststellung des Theofilus de urinis. Dass die Schrift dem Verfasser der zweiten salernitaner Anatomie noch unbekannt war, beweist seine Benützung der Konstantin'schen Uebersetzung des Isaac de urinis. Aus alldem ergibt sich jedoch, dass die Anfänge der Articella auf die Schule von Salerno zurückgehen und sich bis auf Konstantin von Afrika, beziehungsweise dessen Einfluss auf Salerno, verfolgen lassen.

C. Weitere Quellen für die salernitaner Anatomie.

Ausser den besprochenen zwei grösseren Schriften enthält noch die Collectio Salernitana folgende Anhaltspunkte für den Betrieb der Anatomie in Salerno.

Einige Verse im dritten Theile des Flos medicinae (Coll. Salern., Vol. V, p. 45):

Cap. 1. Humani corporis partes.

Cervix, vis nervi, visus, aures et via nasi,
Os, dentes, gena, guttur, pleumonica poena, [1]
Cor, mammae, stomachus, epar, splen, venter, et anca,
Ren cum vesica, genitalia intus et extra.

Art. I. Partes similares.

Nervus et arteria, cutis, os, caro, glandula, vena,
Pinguedo, cartillago, et membrana, tenantos:
Haec sunt consimiles in nostro corpore partes.
(Tres vers. ex Cod. Lips. 1213. Alii sequenti modo:
Os, nervus, vena, caro, cartilagoque, corda,
Pellis et axungia tibi sunt simplicia membra. [2]

Art. II. Membra officialia.

Hepar, fel, stomachus, caput, splen, pes, manus et cor,
Matrix et vesica sunt officialia membra. [3]
(Alia lectio ex Cod. Paulin. Lips. 1121.)
Officiis animae sunt septem, membra decemque. (7 + 10).
Cor, hepar, et cerebrum, testes, splen, pulmo, renes, pes,
Dorsum, vesica sunt officialia membra.

Cap. 2. Numerus ossium et venarum.

Ossibus ex denis bis centenisque novenis (219)
Constat homo: denis bis dentibus et duodenis (32)
Ex tricentenis sex decies quinque veuis (365) [4]
Adde quaterdenis, bis centum, senaque habebis
Quam si multiplici conditus osse semel.
(Duo versic. ex Balzac.)
Ossa ducenta atque quater sunt et duodena (224)
Sunt hominis dentes triginta duo comedentes (32).

---

[1] Richtigzustellen penna = Lungenflügel.
[2] Cf. T. I. p. 483.
[3] Cf. T. I. p. 483.
[4] Cf. T. I. p. 483.

Cap. 3. De regionibus humani corporis.

Quattuor in nobis regiones sunt: Animalis
Summa, tenet cerebrum, cui terminus est epiglottis.
Spiritualis ab hanc protenditur ad diaphragma,
Huic quoque pulmo, suae cannae, trachea, cor, insunt.
Tenditur ad lumbos hinc nutritiva, tenetque
Viscera, fel·et hepar, splenem stomachum, diaphragma;
Quartaque vesicam, renes, testes, didymosque, [1])
Virgam, matricem cum testiculis mulieris.

Cap. 4. De tunicis humorum et oculorum.

Cristallum tela, cristallum vitreus humor
Continet, albumen continet uva teres.
Cornu dura parum uvam pia tertia telam,
Sed coniunctivam quae tegit ossa creat.
Septem sunt si pars aliud diversa creabit,
Quatuor efficiunt partibus aucta suis.

Diese Verse, obzwar sie in der Collectio Salernitana unter Einem angeführt sind, wurden dennoch dort aus verschiedenen Quellen zusammengetragen. Dadurch erklärt sich der Widerspruch, dass die Zahl der Knochen einmal mit 219, das anderemal mit 224 angegeben ist. Sie dürften, da sie mit den Angaben des Konstantin-Ali-Pantegnum nicht übereinstimmen, aus einer späteren Zeit stammen.

Die hauptsächlichen statistischen Angaben des Konstantin-Ali-Pantegnum sind: Membra composita (officialia): Kopf, Leber, Hände, Füsse. Membra similia acht: Knochen, Knorpel, Nerven, Bänder, Venen, Arterien, Fleisch, Drüsen, Fett, Haut und Häute, Nägel und Haare. Knocheneintheilung in sechs Gruppen: Kopf, Rücken, Brust und Rippen, Schulterblatt und Schlüsselbeine, Arme, Beine. „Gesammtzahl der Knochen 241", aufgezählt sind aber nur 234 und nicht 241, wie im vorhinein angegeben. Es liegt also eine falsche Rechnung vor, welche dem Konstantin entgangen ist. Die Muskeln theilt Konstantin-Ali-Pantegnum in 8 Gruppen: 1. Kopf und Hals. 2. Schlund und Kehlkopf. 3. Schulterblätter. 4. Arme. 5. Brust. 6. Bauch. 7. Füsse. 8. Schenkel. Die Gesammtzahl der Muskeln beträgt 171.

Diese Zählungen von Knochen, Muskeln, Nerven, welche auf Galenos zurückgehen, gehören zum Inventar einer mittelalterlichen Anatomie. Eigenthümlicherweise zählt aber beinahe jeder Anatom anders, daher die zahlreichen Abweichungen. So hat der Ausweis, welcher in der lyoner Articella um 1519 zwischen den Nonus Almasoris und die Summula Jacobi de Partibus eingeschoben ist, 268 Knochen, Avicenna hingegen 248. Die Zahl der Muskeln schwankt nach verschiedenen Angaben zwischen 412, 429 (Zählung und Angabe des Avicenna), 490 (Averroes), 499 (Zählung des Razes Almansor I), 520 (Avicenna), 519 (Ali Abbas, Angabe des Razes Almansor I). Vgl. über diese Widersprüche die Auseinandersetzungen in * Mundinus, Impr. Argentine M. Flach 1513.

D. Magister Richardus (Floriani)
um 1166—1181.

*Florian (Julius). Die Anatomie des Magister Richardus (Anfang des 14. Jahrhunderts) zum erstenmale herausgegeben. Inaug.-Dissert. Breslau, F. W. Jungfer, 1875. 32 SS. 8⁰.

Die Handschrift dieser Anatomie ist dem Berliner Codex der Chirurgie des Lanfranchi angehängt (Haeser I 735, 737). Sie wurde nach einer im Besitze von Haeser befindlichen Abschrift von Florian veröffentlicht und in den Anfang des 14. Jahrhunderts verlegt.

[1]) Der Unterschied zwischen testes und didymi ist nicht klar.

Haeser, und nach ihm Florian, liessen es unentschieden, welcher Meister unter dem Namen Richardus als Verf. anzusehen ist.

Inhaltsübersicht.

Vorwort. Hinweis auf Galen „in tegni" über die Nothwendigkeit anatomischer Kenntnisse. Begriffsbestimmung (anathomia est interiorum et exteriorium membrorum recta divisio et dicitur ab ana, quod est rectum, et thomos, quod est divisio. Inde anathomia quasi membrorum recta divisio, id est ordinate facta). Die Anatomie beginnt mit dem Gehirn als dem vornehmsten Körpertheile und übergeht der Reihe nach auf die anderen Theile. Man pflegte sie ehemals sowohl an lebenden Thieren vorzunehmen „unde Galyenus quosdam libros de anathomicis vivorum, quosdam de anathomicis mortuorum composuit". An Leichen wurde sie entweder als Schneideverfahren oder als Macerationsverfahren (im fliessenden Wasser) geübt. Die modernen Meister jedoch üben derzeit, weil es fürchterlich ist, einen menschlichen Körper so zu behandeln, die Anatomie an Thieren. Einige Thiere seien jedoch dem Menschen nur äusserlich ähnlich, wie der Affe und der Bär, andere innerlich, wie das Schwein. Und die an solchen geübte Anatomie sei entsprechend (competens), eine andere aber unnütz (inutiliter).

Nun folgt eine sehr spitzfindige Untersuchung über die beste der drei Arten einer Eintheilung der Körpertheile.

1. Divisio secundum naturas diversas seu compositionem membrorum
   a) membra similia = consimilia,
   b) membra dissimilia = officialia.
2. Divisio secundum dignitates membrorum
   a) membra principalia (cerebrum, cor, hepar, testiculi',
   b) membra a principalibus orta.
   b₁) habentia virtutes innatas,
   b₂) habentia virtutes innatas et influentes.
3. Divisio secundum diversas operaciones membrorum.

membra	principalia	deservientia
1. animata	cerebrum etc.	nervi etc.
2. spiritualia	cor etc.	pulmo etc.
3. nutritiva	epar etc.	stomachus etc.
4. generativa	testiculi etc.	vasa seminaria etc.

Die dritte Eintheilung erklärt der Verf. für unzureichend, weil aus ihr die Arme und Füsse ausgeschlossen sind.

Die specielle Anatomie befasst sich nur mit den Abschnitten Gehirn (und Sinnesnerven), Bewegungsnerven, Herz, Lunge (Luftröhre), Nährwerkzeuge (Speiseröhre, Magen, Därme, Leber), Hoden, Gebärmutter.

Am Gehirn werden drei Kammern unterschieden (cellula fantastica, logistica, memorialis). Benennung der Gehirnnerven 1. obtici, 2. obtargici = audibiles = postici, 3. ad linguam ad gustum faciendum, 4. ad carunculas narium ad odoratum et dependent ad modum mamillarum, 5. tangibiles zum Arm und Bein. Bemerkung, dass letztere laut Annahme einiger von der cellula memorialis als (inter) Bewegungsnerven abgehen. Kurze Beschreibung der Bewegungsnerven. Angabe von 18 Wirbeln = = 6 Halswirbel, 12 Rückenwirbel. Festigkeitsverhältnisse (1. Blut, 2. Fett, 3. Fleisch, 4. Empfindungsnerven, 5. Bewegungsnerven, 6. Knorpel, 7. Knochen). Beschreibung besonderer Bewegungsnerven: 1. Kiefernerven. Verlauf vom Ober- zum Unterkiefer, nur beim Krokodil umgekehrt (meines Wissens der erste Versuch, der Fabel des Aristoteles eine anatomische Deutung zu unterschieben), 2. Zungennerv, 3. Lungennerv, beziehungsweise rückläufiger Stimmnerv (vocales = reversivi = reflexivi. Anmerkung: M. Roth, Andreas Vesalius Bruxellensis 1892, S. 3, bemerkt ziemlich richtig zur Anatomie des Kopho, der Verf. meine die rückläufigen Aeste der nervi vagi, wobei ein sprachliches Missverständniss vorliege: glottis Stimmritze und glossa Zunge wurden beide mit dem lateinischen lingua, lingula wiedergegeben). Im Verlaufe zur Zunge heissen diese Nerven fidii.

Das Herz ist nur oberflächlich beschrieben, die Klappen und die Scheidewand sind nicht erwähnt. Aorta = adorsi. Die Beschreibung der Aortenzweige bezieht Florian mit Unrecht auf das Verhalten bei den Affen. Sie lautet: „Die Aorta theilt sich in drei Arterien. Eine derselben ist klein und zwei sind gross. Die kleine zieht geradeaus zum linken Oberarme und so zum linken Vorderarme und durch den Vorderarm zur Hand (et quia medius est et directus alius arteriae transitus ad brachium sinistrum | pulsus in brachio sinistro est certissimus | unde duarum arteriarum). Die grossen ziehen durch die Lunge zum rechten Oberarme bis zur Hand." Die eingeklammerte Stelle ist ganz einfach verdorben und als solche zu besonderen Schlussfolgerungen ungeeignet. Offenbar sind einzelne Worte ausgefallen, andere verstellt. Die Verstellung des zweiten Satzes, hier durch Striche angedeutet, hat übrigens schon Florian erkannt.

An der Lunge sind „sieben Häute" erwähnt. Offenbar ist dies ein Schreibfehler und es soll nicht heissen VII panniculos, sondern V pennas.

Die Luftröhre ist nur ihrer allgemeinen Beschaffenheit nach beschrieben, der Kehlkopf gar nicht. Die Halsdrüsen theilt der Verf. in drei Gattungen ein. In den grossen bildet die Säfteansammlung den brancos caballo, in den mittleren entsteht der einfache brancus, in den kleinen bilden sich die Skrofeln. Vgl. die salernitaner Anatomien. Was unter epiglotum und inglutinum zu verstehen sei, ist aus dem Wortlaut schwer zu entnehmen (trachee arterie et ysophago superponitur epiglotum et interponitur super inglutinum), zu vermuthen ist aber, dass unter epiglotum der Kehldeckel und unter inglutinum der Kehlkopf gemeint ist. Ueber inglutinum gibt weder Isidor von Sevilla, noch die Alfita, noch das Glossar von Du Cange eine Auskunft.

Bei den Nahrungswerkzeugen hält sich der Verf. länger auf. Die Speiseröhre und der Magen (ysophagus, stomachus) sind der Gestalt und der Zusammensetzung, sowie der Wirkung nach behandelt. Die Därme sind folgendermassen eingetheilt: 1. duodenum, 2. jejunum, 3. orbum = monoculum, 4. ylon, 5. colon, 6. longaon. An den Blinddarm (orbum = monoculum) setzen sich zwei Gänge an, welche die Galle (coleram, melancoliam) zur Gallenblase, beziehungsweise Milz leiten. Diese widersinnige Angabe ist offenbar durch Verderbniss der Stelle bedingt. Es soll nämlich nicht heissen zu diesen Organen, sondern von diesen Organen, wie sich der Verf. bald darauf im Kapitel von der Leber richtig ausdrückt.

Der Leber ist eine lange Erörterung gewidmet, der Ursprung der Hohlvene an der Wölbung, deren aufsteigender Zweig (vena concava) und der absteigende Zweig (vena kylis = v. succosa), sowie die Pfortader (vena ramosa, que dicitur lactea porta) ziemlich eingehend beschrieben. Ebenso die Aeste der Hohlvene (emorroyde, varie, saphene, cephalica, cardiaca, basilica fundamentalis = eparica, organice = neuratice = vocales, titillares, juveniles, peracide, muliebris). In diesem Kapitel beruft sich der Verf. auf die Abhandlung über die Venen im Pantegni.

Ziemlich kurz ist die Beschreibung der Hoden. Unter dindimus ist der Samenstrang gedacht, jedoch als Nerv aufgefasst, von welchem man nicht wisse, ob er vom Hoden oder von den Därmen stammt. Die Ruthe (virga) heisst auch cauda nervorum wegen ihrer Zusammensetzung aus Rückenmarksnerven. Wegen Bildung des Samens erwähnt die Schrift drei Ansichten. Hippokrates und Galen lassen ihn im Gehirn, beziehungsweise in der Leber entstehen, andere beziehen ihn von allen Theilen, hauptsächlich von der Leber und vom Gehirn, von diesem aber mehr als von anderen Theilen.

In der Gebärmutter zählt Richardus sieben Kammern (3 rechts, 3 links, 1 in der Mitte). Auch gibt er an, sie steige bis zum Zwerchfell, wobei er sich auf das Viaticum beruft. Hier citirt er auch Juvenalis: et lassata viris nondum saciata recessit. Ausführlicher lautet diese Stelle:

> . . . Adhuc ardens rigidae tentigine vulvae,
> Et resupina jacens multorum absorbuit ictus,
> Et lassata viris, necdum satiata, recessit.
>
> Juv. VI 128 sqq.

Ein genaues Urtheil über diese Anatomie wird durch die Gestalt erschwert, in welcher sie überliefert ist. Erstens ist die Handschrift fehlerhaft, zweitens deren Abschrift flüchtig und die Wiedergabe dieser mangelhaft. Auf einiges wurde bereits aufmerksam gemacht. An mehreren Stellen ist zweifellos quandoque statt quinque zu lesen. Der Fehler ist durch die flüchtige Lesart der Abbreviatur für quandoque erklärlich. Durch dessen Richtigstellung kommt erst an mehreren verworrenen Stellen der eigentliche Sinn zum Vorschein (S. 23, Z. 11, 12 v. o.; Z. 2, 4 v. u ; S. 28, Z. 3 v. o.; S. 30, Z. 17 v. o., 9 v. u.; S. 31, Z. 6 v. o.). Eine lange Stelle gehört als Interpolation nicht in den Text (S. 20 alia divisio haec — autem adminicula). Ausserdem sind noch einige Verbesserungen nöthig.

(S. 17, Z. 5 v. u. partes scilicet statt pedes seu; S. 29, Z. 2 v. u. emoroycam statt emotoycam; S. 31, Z. 12 statt ad spinam et pectine richtig a spina et pectine; S. 32, Z. 15 temperandum statt temporandum; S. 27, Z. 13 ordeali statt ordinali.) Trotzdem erübrigt noch manche nicht ganz deutliche Stelle.

Ich halte diese Schrift für weitaus älter, als Florian annimmt. Sie schliesst sich nämlich dem Inhalte als auch der Form nach sehr eng an die zweite salernitaner Anatomie an. Wie diese stellt sie sich als theoretische Einleitung für die an einem Schweine vorzunehmende Leichenbeschau dar. Sie schwelgt wie diese in einer greulichen Etymologie im Sinne des Isidor von Sevilla.

Anathomia est interiorum et exteriorum membrorum recta divisio, et dicitur ab ana, quod est rectum, et thomos, quod est divisio, inde anathomia, quasi membrorum recta divisio, id est ordinate facta.

Dicitur ysophagus ab ysos, quod est intus, et fayn (fagein) quod est comedere.

ylon, scilicet confusum intestinum, gracile et amfractuosum, et dicitur ab yle, quod est confusum. (Alfita: yleon, est diphtongus, et significat revolutionem intestinorum.)

forma enim rotunda est laudabilis, rotunda eo quod in omni parte est elisa id est extra laesionem.

colon a colone dictum.

dicuntur emorroyde ab emor, quod est sanguis, et roys, quod est fluxus.

utrique testiculo alligatur nervus bifurcatus, qui dindimus dicitur, id est dubius vocatur, quia dubium est, an (a?) natura testiculi, an ab intestinis originem trahat.

dicitur collum matricis vulva a volvendo propter concupiscentiam coitus, qui viget in superiori parte eius.

Schliesslich citirt der Verf. — abgesehen von dem mehrmals erwähnten Galen und Hippokrates, sowie dem einmal herangezogenen Juvenal — nur folgende Bücher: Galens tegni, das Pantegni, das Viaticum, alle drei Uebersetzungen des Konstantin von Afrika. Diese strenge Abhängigkeit von Konstantin, der Mangel an Hinweisen oder Anklängen an spätere anatomische Schriften, die bereits hervorgehobene Verwandtschaft mit der salernitaner Anatomie, der Umstand, dass der Verf. auch die Alfita nicht kennt, sowie das barbarische Latein bewegen dazu, die Schrift weit zurückzurücken und sie in die Nähe der salernitaner anatomischen Schriften des 12. Jahrhunderts zu verweisen. Dazu bewegt mich auch die Auseinandersetzung von de Renzi (Coll. Salernit. IV 608 u. f.), demgemäss eine Anatomie und Practica des Salernitaners Richardus (Urschriften in Paris, Abschriften im Besitze von de Renzi) im Styl, in den Lehrsätzen, sowie in den Citaten übereinstimmen und sicher zu einem einheitlichen Werke gehören. Aus den Angaben der Practica lässt sich schliessen, dass der Verf. um 1166 und 1181 gelebt hat. Dies stimmt mit den obigen Erörterungen überein. Ich stehe daher nicht an, diese Anatomie dieses Magister Richardus dem Salernitaner dieses Namens und der erwähnten Zeit zuzuschreiben.

Mit Rücksicht auf die Mängel der Florianschen Ausgabe wäre eine kritische Neuausgabe auf Grund besserer Handschriften höchst erwünscht.

Unter Annahme dieses Alters der Anatomie des Richardus ist es auffallend, dass dieser weder den Alí ben-Abbás, beziehungsweise den Stephanus Antiochensis, noch den Râzí oder Ibn Sina, beziehungsweise den Gerhard von Cremona kennt. Indes ist zu bedenken, dass der letztere nicht lange vorher in Toledo gearbeitet hatte, dass also seine Uebersetzungen bis dahin noch nicht nach Salerno gekommen sein dürften. Anders steht es mit Alí, welcher von Stephanus schon 1127 übersetzt war. Falls Richardus diese Uebersetzung vorlag, so bestand vorderhand dennoch kein Grund, sich auf sie zu beziehen, da ja der altehrwürdige liber pantegni des Konstantin dasselbe enthielt, wie der Haly des Stephanus.

E. Die Verordnungen Friedrichs II. 1240.

1. Huillard—Bréholles (J. L. A.), Historia diplomat. Friderici II. Ad fidem chartar. et codd. 6 tt. in 11 voll. Acced. introd. Zus. 12 voll. Paris 1851—61. 4°. 2. *Haeser (H.), Gesch. d. Med. I. 1875, S. 807. 3. *Roth (M.), Andreas Vesalius Bruxellensis. Berl. 1892, S. 3. 4. *Puschmann (Th.), Gesch. d. med. Unterrichtes, Leipzig 1889. S. 174 u. f. 5. Winkelmann, Ueber die ersten Staatsuniversitäten. Heidelberg 1880. S. 16.

Vollinhaltlich sind diese Verordnungen nebst anderem nur bei Huillard-Bréholles mitgetheilt, Auszüge bei Haeser, Puschmann, Roth. Das Gesetz für die Aerzte, Chirurgen und Apotheker beider Sizilien verlegt Haeser noch ins Jahr 1241, Winkelmann jedoch auf das Jahr 1240. Eine vortreffliche fliessende Uebersetzung einzelner Theile bei Puschmann. Im Folgenden habe ich getrachtet, den Wortlaut möglichst treu wiederzugeben:

Indem wir für das Allgemeinwohl unserer Getreuen Vorkehrungen treffen, haben wir das Heil des Einzelnen im Augenmerk. In Betracht des schweren Schadens und des unwiderruflichen Unheiles, das durch Unerfahrenheit der Aerzte zustande kommen könnte, befehlen wir also, dass künftig niemand, der den Titel eines Arztes beansprucht, die Heilkunst auszuüben oder zu heilen wage, ausser jemand, der vorher in Salerno, und zwar in einer öffentlichen Zusammenkunft der Meister durch deren Urtheil anerkannt, mit einem verbrieften Zeugniss sowohl der Meister als unserer Beamten über seine Vertrauenswürdigkeit und genügendes Wissen versehen, an unsere Person, oder während unserer Abwesenheit vom Reich an die Person desjenigen, welcher an unsererstatt im Reich zurückblieb, herantritt und von uns oder von ihm die Erlaubniss zur Ausübung der Heilkunst erlangt: bei Androhung einer Strafe der Güterentziehung und einjähriger Kerkerhaft für diejenigen, die in Zukunft entgegen einem derartigen Erlass unserer Hoheit es wagen würden, die Heilkunst auszuüben.

Weil man das medicinische Wissen nie erlernen kann, wenn nicht die Erlernung der Logik vorangegangen ist, bestimmen wir, dass niemand die medicinische Wissenschaft lernen darf, ohne vorher zumindest drei Jahre lang Logik gelernt zu haben. Nach drei Jahren mag er, wenn er will, an das Lernen der Medicin herantreten, so dass er die Chirurgie, welche ein Theil der Medicin ist, während der vorgenannten Zeit hinzu lerne. Danach, und nicht früher, ertheile man ihm die Erlaubniss zur Ausübung nach einer in gesetzlicher Gestalt stattgefundenen Prüfung, sowie nach Empfang eines Zeugnisses der Meister über seine Studien in der vorangegangenen Zeit.

Dieser Arzt wird schwören, dass er dem bisher üblichen Gerichtshof folgeleisten wird, mit dem Zusatze, wenn er zur Kenntniss gelangt, dass irgend ein Apotheker (confectionarius) minderwerthige Waare erzeugt, er dies dem Gerichtshofe anzeige, und dass er Armen seinen Rath unentgeltlich ertheilen werde. Dieser Arzt wird seine Kranken des Tags zumindest zweimal, auf Verlangen des Kranken einmal nachts besuchen und von ihm, falls er seinetwegen die Gemeinde oder die Festung nicht verlässt, für einen Tag nicht mehr als einen halben Tarrenus (1 Tarrenus = 1¼ Mark = 1½ Franc) in Gold empfangen. Von einem Kranken jedoch, welchen er ausserhalb der Gemeinde besucht, erhält er für den Tag nicht mehr als 3 Tarrenen, einschliesslich der dem Kranken erwachsenen Auslagen, oder nicht mehr als 4 Tarrenen einschliesslich seiner eigenen Auslagen. Er wird keinen Gesellschaftsvertrag mit den Apothekern schliessen, noch wird er irgend einen von ihnen unter seine Obhut auf seine Rechnung für irgend einen Geldbetrag aufnehmen, noch wird er selbst einen eigenen Stand (statio) halten. Die Apotheker werden aber ihr Geschäft mit Zeugniss der Aerzte gemäss den Satzungen auf eigene Rechnung treiben, und man wird nicht zulassen, dass sie Erzeugnisse feil halten, ohne einen Eid abgelegt zu haben, dass sie alle ihre Erzeugnisse in der vorgenannten Gestalt ohne Schwindel bereiten werden. Der Standhälter (stationarius) wird jedoch von seinen Erzeugnissen folgenden Nutzen ziehen. Bei Erzeugnissen und einfachen Heilmitteln, welche man vom Tage des Ankaufes nicht länger als ein Jahr zu halten pflegt, mag und kann er für jede Unze 3 Tarrenen Nutzen ziehen. Bei anderen aber, welche in Folge Beschaffenheit der Heilmittel oder aus einer anderen Ursache länger als ein Jahr in der Apotheke (apotheca) gehalten werden, darf er an jeder Unze 6 Tarrenen verdienen. Auch werden derartige Stände (stationes) nicht überall sein, sondern in bestimmten Gemeinden im Reiche, wie unten beschrieben ist.

Dennoch wird er nach Ablauf der fünf Jahre die Heilkunst nicht ausüben, wenn er nicht durch ein volles Jahr an der Hand des Rathes eines erfahrenen Arztes die Heilkunst pflegt. In den Schulen sollen jedoch die Meister innerhalb dieser fünf Jahre die beglaubigten Bücher, und zwar sowohl die hippokratischen als die des Galenos ebenso über die theoretische als über die praktische Medicin lehren.

Auch bestimmen wir als gesundheitsförderliche Einrichtung, dass kein Chirurg zur Ausübung zugelassen werde, falls er nicht ein schriftliches Zeugniss der an der medicinischen Fakultät lesenden Meister erbringt, dass er zumindest durch ein Jahr jenen Theil der Medicin gelernt hat, welcher die Anleitung zur Ausübung der Chirurgie gibt, und dass er vor allem die Anatomie der menschlichen Körper an der Schule gelernt hat, und in diesem Theil der Medicin ausgebildet ist, ohne welchen weder Schnitte erfolgreich vorgenommen noch erlittene geheilt werden können.

In jedem unserer Gerichtsbarkeit unterworfenen Lande unseres Reiches wollen wir zwei umsichtige und vertrauenswürdige Männer, deren Namen an unseren Hof gesendet werden mögen, anstellen und sie durch Ablegung eines körperlichen Eides verpflichten, unter deren Zeugenschaft die Elektuarien und Syrupe und andere Heilmittel gesetzmässig gearbeitet und so verkauft erzeugt werden sollen. In Salerno insbesondere wollen wir, dass sie durch die „Meister in physica" begutachtet werden.

Auch bestimmen wir durch das gegenwärtige Gesetz, dass niemand im Reiche, ausser in Salerno oder in Neapel, Vorlesungen über Medicin oder Chirurgie halte noch den Namen eines Meisters (magister) annehme, ausser er sei in Gegenwart unserer Beamten (officiales) und der Meister dieser Kunst gründlich geprüft worden.

Auch wollen wir die Erzeuger von Heilmitteln durch einen körperlichen Eid verpflichten, dass sie diese gewissenhaft nach den Regeln der Kunst und nach Menschenmöglichkeit in Gegenwart der Geschworenen (jurati) bereiten. Wenn sie dagegen handeln, so sollen sie durch Einziehung ihrer beweglichen Güter empfindlich gestraft werden. Wenn die Angestellten aber, deren Pflichttreue das Vorgesagte überwiesen ist, die Zulassung eines Unterschleifes in dem ihnen überantworteten Amte gutheissen würden, so verurtheilen wir sie zur Todesstrafe.

Diplom:

Wir geben Euer Getreuen bekannt, dass unser Getreuer N. N. an unseren Hof herangetreten, geprüft, als treu und aus einem treuen Geschlechte stammend befunden und als zur Ausübung der ärztlichen Kunst geeignet von unserem Hofe beglaubigt wurde. Daher haben wir, überzeugt von seinem Verständniss und seiner Gesetzmässigkeit, nach Empfang seines Treuschwures an unserem Hofe und seines Eides über die treue und gepflogenheitsgemässe Ausübung der Kunst — ihm die Erlaubniss (licentia) zur Ausübung der ärztlichen Kunst in allen Theilen (des Reiches) ertheilt, so dass er hier diese Kunst zu unserer Ehre und Treue, sowie zum Heile derjenigen, die ihrer bedürfen, treu ausüben muss. Deshalb bringen wir Euer Getreuen zur Kenntniss, dass niemand unseren vorgenannten Getreuen N. N., wie gesagt, im Lande in der Ausübung der ärztlichen Kunst irgendwie behindern, noch stören darf.

Bologna.

*1. Medici (Michele), Compendio storico della scuola anatomica di Bologna — Bologna 1857. 430 pp. folio. *2. Thaddei Florentini, Expositiones: In arduum aphorismorum Ipocratis volumen. In diuinum pronosticorum Ipocratis librum. In preclarum regiminis acutorum Ipocratis opus. In subtilissimum Joannitij Isagogarum libellum. Joannis Baptiste Nicollini Salodiensis opera in lucem emisse — In inclyta venetiarum vrbe domini luce Antonij iunta florentini sumptibus editum. Anno a partu virgineo 1527. Julij kalendis. 400 gezählte, 2 ungezählte Bll. folio.

Die Schule von Bologna ist bis zum Jahre 1300 arm an Aerzten mit nachweislicher anatomischer Thätigkeit. Daran ändern wenig die Bemühungen des verdienten Medici, diese Schule ins günstigste Licht zu stellen. Die Anatomie scheint hier erst um die Mitte des 12. Jahrhunderts Wurzel gefasst zu haben. Aus dieser Zeit ist Armando Guascone beglaubigt. Er hat hier um 1151 die Anatomie ausgeübt. [1]

Ohne genügenden Grund zählt Medici zu den Anatomen auch den filosofirenden Arzt Pietro d'Alberico (um 1131—1164). Er soll zuerst gelehrt haben, die Vorstellungsbilder seien in den Gehirnkammern derart gelagert, dass im Traume die neuen Eindrücke die alten verdrängen und sie sozusagen neuerdings vor die Augen rücken. Die Nachricht reicht wohl hin, um den Pietro d'Alberico für einen Filosofen zu halten, aber nicht, ihn für einen Anatomen zu erklären. Es erübrigt also für das 12. Jahrhundert nur Armando Guascone.

Ebenso wenig dürfte der seit etwa 1260 hier ansässige Florentiner Taddeo Alderotti (Thaddaeus Florentinus, geb. um 1223, gest. Januar 1303) unter die Anatomen zu zählen sein. Die Ursache, weshalb Medici mit Berufung auf M. Sarti ihn unter die Anatomen versetzt, ist erstens, weil er in seiner Abhandlung „Auctoritates et definitiones super libro tegni et quamplures utiles dubitationes" (Handschrift im Vatican) vom Ursprunge der Nerven, von den vier (!) Theilen des Kopfes u. s. w. spricht, zweitens folgender Sachverhalt, der behufs deutlicheren Verständnisses im Wortlaut mitgetheilt sei.

„E ne' suoi commenti agli Aforismi d' Ippocrate dichiara, che appellato decidere certa queszione circa la gravidanza, non osò pronunciare giudizio, non avendo mai fatto sezione anatomica di donna gravida. Ad hanc questionem — in muliere pregnante. Ond' e' si pare evidente, ch' egli d' altri cadaveri più facili ad aversi di quelli di donna gravida, possedeva anatomiche cognizioni, od avendoli notomizzati egli stesso, od avendoli osservati mercè di sezioni da altri praticare. V. Sarti Mauro, de claris Archigymnasii Bononiensis Professoribus etc. Bononiae 1769, p. 437 e 467 e seg."

In der That verhält sich die Sache folgendermassen: In seiner Erklärung der Aforismen des Hippokrates setzt Taddeo Alderotti den Text nach verschiedenen Uebersetzungen, schliesst dann den Kommentar des Galenos und eigene lange Auseinandersetzungen an (l. c. f. 1. r. c. s. Modus autem processus talis erit quia (!) primo ponam aphorismum cum sua expositione breui. 2° commentum diuidam et sententiam ponam. et aliquando si ibi essent verba superflua abreuiabo solum notabilia ponendo. et aliquando si ibi esset breuitas obscura complebo et explanabo. Et translationem constantini perso-

---

[1] Giusseppe Ferdinando Guglielmini de claris Bononiae anatomicis. Bologna 1737: quemadmodum plurimum quoque multo ante Mondinum ipsum profecerat — Bologna — ab Armando Guascone, quem ab anno usque centesimo quinquagesimo primo supra millesimum eximium antea intentatum opus fuisse aggressum, caeterorumque quasi antesignanum factum Bononiae anatomen, saltem publice, administrasse Ochimio acceptum debemus.

7*

quar. non quia melior sed quia communior. nam ipsa pessima est. et
defectuia et superflua quandoque. nam ille insanus monacus in
transferendo peccauit quantitate et qualitate. tamen translatio burgondionis pisani [es ist dies jener Burgundio, der im Jahre 1159
auch den Nemesios ins Lateinische übersetzt hat] melior est. et imo
cum sententiam ponam imitabor eum et corrigam in positione sententie totum quod in alia erroneum inuenitur. et hoc inuitus faciam:
sed propter communitatem translationis constantini hoc faciam. nam
potius voluissem sequi pisanum).

Der heute als V 38 bezeichnete, ehemals als V 39 gezählte
Aforismus, „wenn bei einer Schwangeren die eine Brust zusammenfällt, so tritt, falls sie mit Zwillingen schwanger geht, Abortus ein
und zwar, wenn die rechte Brust zusammenfällt, der männlichen,
wenn die linke Brust zusammenfällt, der weiblichen Leibesfrucht"
erfährt nun durch Taddeo Alderotti eine langwierige Behandlung.
Der langen Rede kurzer Sinn ist, Alderotto erklärt, er könne diese
Frage nicht mit Bestimmtheit beantworten, weil er weder findet, dass
sie von den Autoren mit klarer Sicherheit entschieden sei, und
weil er auch keine Anatomie an einer Schwangeren gesehen habe.[1]
Medici schliesst nun mit Berufung auf Sarti, es gehe daraus augenscheinlich hervor, Alderotto habe auch andere Leichensektionen gekannt, als solche an schwangeren Frauen, oder sie gar selbst vollzogen, oder zumindest deren Ausführung durch Andere zugesehen. Ich
muss gestehen, dass mir aus dieser Stelle weder das eine noch das
zweite, noch das dritte hervorzugehen scheint. Indes ist im Allgemeinen immerhin anzunehmen, dass Alderotto wohl Thiersektionen
beigewohnt haben dürfte, da solche in Bologna zu seiner Zeit wahrscheinlich ebenso stattfanden, wie zur Zeit des Armando Guascone
und wie längst vorher in Salerno. Hingegen halte ich es für nicht
statthaft, den Alderotto wegen einiger aus anderen Autoren geschöpfter anatomischer Kenntnisse (Hippokrates, Aristoteles, Galenos,
Alí ben el-Abbâs) unter die Anatomen zu versetzen.

Damit sei die Bedeutung des Alderotto keinesweges geschmälert.
Mit Recht bezeichnet Henschel (Janus II 371 ff.) ihn als Hauptbegründer der dialektischen und disputatorischen Behandlungsweise
der Medicin. Durch seine Dialektik steht Alderotto auf dem Höhepunkte der Scholastik. Es ist wohl nicht aus der Luft gegriffen, wenn
man annimmt, dass diese Dialektik sich auch in anderen Schriften
der bologneser Schule kundgeben müsse, da ja Alderotto's Einfluss
anerkannt ist. Dies gibt einen wichtigen Anhaltspunkt für das Urtheil
über die pseudogalensche Schrift De anatomia vivorum.

Wilhelm von Saliceto.

1. *Medici, Scuola anatomica di Bologna, 1857. 2. *Hyrtl (Josef), das Arabische und Hebräische in der Anatomie. Wien 1879. W. Baumüller. 311 SS. 8".
3. *Pagel (J.), Wann hat Wilhelm von Saliceto seine Chirurgie niedergeschrieben?
Allg. Med. Central-Zeitung 1895, Nr. 37, 38. S. A. 7 SS. 8". 4 *Summa conseruationis

[1] Ad hanc questionem non possum cum certitudine respondere, quare nec
invenio eam determinatam ab auctoribus expresse, neque anathomiam vidi in muliere
praegnante.

magistri Gulielmi placentini que gulielmina dicitur: noniter impressa diligentrque correcta. — Impressum Venetiis anno domini 1502. die 21 mensis Maij. Mandato impensisque heredum nobilis viri d. Octaviani Scoti civis Modoetiensis. Per Bonetum locatellum presbyterum. 170 gez. Blätter folio. Enthält die Summa und die Chirurgie.

Die Anatomie des Wilhelm von Saliceto ist bisher wenig beachtet worden. Portal widmet ihr nur einige wenige Sätze.

„Le quatrieme livre de sa Chirurgie est un traité d'Anatomie, ou l'Auteur passe successivement en revue toutes les parties du corps; mais ce traité est très court, et en général peu intéressant: toutefois il nous a paru qu'il déterminoit assez exactement la vraie position du cœur, et qu'il étoit un des premiers à avancer qu'il y avoit des nerfs destinés au mouvement volontaire, et d'autres aux mouvements naturels et nécessaires. Des Médecins du dernier siècle ont mis à profit ce passage de Salicet, pour expliquer les principales affections du cerveau (I. 188)."

Mehr Aufmerksamkeit haben ihm die Italiener, voran Brambilla, und dann Medici (p. 15) gewidmet. Hyrtl (a. a. O., Einleitung, Anmerkung 2) hat sich in einer Weise über sie geäussert, welche geeignet gewesen wäre, die Aufmerksamkeit der Historiker in hohem Grade zu erregen, jedoch ohne Erfolg.

„Was das anatomische Opus des Mundinus anbelangt, so ist es heutzutage nur mehr eine an Fehlern reiche Curiosität, in welcher jedoch die Methode der Behandlung gut genannt zu werden verdient. Manches fand ich wörtlich aus der lateinischen Uebersetzung des Canon Avicennae copirt, oder aus dem Guilielmo da Saliceto entnommen."

Das erste Werk des Wilhelm ist die Chirurgie in fünf Büchern, von welchen das vierte die Anatomie enthält. Die Chirurgie ist laut Schlussschrift am Samstag den 7. Juni[1]) 1275 während eines vorübergehenden Aufenthaltes in Verona beendet. Indes hat Pagel aufmerksam gemacht, dass darin eine Krankengeschichte vorkommt (B. I, K. 20), welche sich auf den März 1279 bezieht. In einem oder dem anderen Fall handelt es sich zweifellos um einen Schreibfehler. Bevor also die Sachlage nicht geklärt ist (Pagel verspricht dies zu thun), sei die Chirurgie, beziehungsweise die Anatomie mit 1275 angesetzt. Sie ist in Bologna vier Jahre vorher begonnen, wo sich Wilhelm seit 1269 aufhielt, daher die Anatomie der bologneser Schule zuzuzählen ist.

Das weitaus umfangreichere Werk ist die Summa conservationis. Der Umfang der beiden Schriften verhält sich nach der Ausgabe von 1502 wie 35 : 135. Die Summa ist erst nach der Chirurgie entstanden, daher die Lebenszeit des Wilhelm bis an das Ende des 13. Jahrhunderts zu verrücken ist.

Würde man Wilhelm's Literaturkenntniss nach den Citaten in seiner Chirurgie beurtheilen, so wäre sie gering zu nennen. Anders ist es in der Summa, besonders im 1. und 2. Buch. Bei mehrmaliger Durchsicht beider Werke fand ich im Ganzen 327 Stellen, an denen folgende Schriftsteller genannt sind:

[1]) In der von Pagel benützten Ausgabe richtiger 8. Juni, in der venezianer vom Jahre 1502 den 7. Juni.

	Chirurgie	Summa	Zusammen
1. Abul Kasim	—	1	1
2. Alkindi	—	5	5
3. Andromachos	—	2	2
4. Aristoteles	1	11	12
5. Avicenna	3	113	116
6. Dioskorides	—	1	1
7. Galenus	1	37	38
8. Haly	—	1	1
9. Hippokrates	1	110	111
10. Rhazes	—	29	29
11. Roger	—	1	1
12. Serapio	—	10	10
Zusammen	6	321	327

Von Abu 'l-Kasim ist die Chirurgie genannt. El-Kindi ist
gelegentlich seiner pillulae stomaticae erwähnt (f. 14. 39. 79. 84. 119.),
Andromachos gelegentlich Bereitung der trochisci de squilla. Von
Aristoteles kennt Wilhelm die Metafysik, die Fysik, de animalibus, de coelo, de generatione, de sensu et sensato, de somno et
vigilia. Ibn Sina bildet die Hauptquelle für die Kenntniss des Wilhelm. Nach ihm citirt er auch manchmal den Hippokrates (f. 4 ut
dicit Avicenna auctoritale Hippokratis 3. libro capitulo de regimine
universali praegnantis) und Galenos (f. 95. ut vult Avicennae aucto-
ritate Galenus cap. de pulsu qui pervenit ex cibo et potu libro primo
parte secunda), den Dioskorides kennt er nach einem Citat des Alí
ben el-Abbâs. Von Galënos nennt er die techne iatrike (tegni), de
causis, de crisi, de contemplatione, die Kommentare zu den Aforismen,
prognostica, zum regimen acutorum des Hippokrates. Alí ben el-Abbâs
ist nur einmal erwähnt (Haly in commento tegni cap. de resumptione
vel de regimine convalescentis), von Hippokrates die Aforismen,
das regimen acutorum, die prognostica, sämmtlich mit den Kommen-
taren des Galenos, dann die Prognostica in einer neuen Uebersetzung (Summa, cap. 1. fol. vers. col. dext. Hyp. prologo pronosticorum translatione nova). Unter letzterer ist offenbar die Uebersetzung und Erklärung des Taddeo Alderotto gemeint, wodurch
diese also genauer datirt ist, insofern als die Summa conservationis
·des Wilhelm, in welcher diese neue Uebersetzung angeführt wird,
nach der Chirurgie, also nach dem 8. Juni 1275 verfasst ist. Dies
ist um so wichtiger, als Alderotto die Zeit der Fertigstellung dieser
Arbeit, sowie die der Uebersetzung und Erklärung des regimen acutorum und der Isagoge Johannitii nicht angibt, während die der Aforismen des Hippokrates zum Schlusse mit dem 10. September 1283 bezeichnet ist. Zu den von Wilhelm häufiger citirten Autoren gehört
auch Râzí, und zwar der Khitâb el-Mansuri (Almansor mit Glossen
f. 80), sowie die seltenere Schrift de divisionibus (morborum), letztere
wohl in der Uebersetzung des Gerhard von Cremona. Auf Roger
von Parma (Ruggiero Parmense) ist einmal gelegentlich Erwähnung
der mala branca (melica ledora) hingewiesen.

Nur zehnmal ist Jahja ibn Serafiûn genannt, und zwar auf
den Inhalt des konnach = practica — breviarium hingewiesen. Jedoch ist

der Titel nicht genannt, sondern nur der Verf. einfach als Serapio angeführt (f. 32. li 2. ca. 8. de aegritud. squinantiar. f. 39 a li. 3. ca. de destructione appetitus f. 57. li. 4. ca. 32 ist wohl ein Schreibfehler, dieser Traktat hat nur 30 Kapitel, wenigstens in der lyoner Ausgabe vom Jahre 1525. f. 14 r. li. 7⁰ octavo ca. de permixtione medicinarum). Offenbar kennt Wilhelm den Serapion in der Uebersetzung des Gerhard von Cremona. (In dieser Uebersetzung führt das Werk den Titel breviarium. Alpago von Belluno übersetzte es als practica, Torinus als therapeutica methodus. Mit diesem Werke des älteren Serapion ist nicht zu verwechseln des jüngeren Serapion liber aggregatus in medicinis simplicibus, übersetzt von Simon von Genua = Symon Januensis, erläutert von dem Juden Abraham von Tortosa = Abraam Judaeus Tortuosiensis.)

Nach der grossen Reihe der von Wilhelm citirten Werke allein beurtheilt, gehört er zu den belesensten Aerzten seiner Zeit. Um so auffallender ist die Knappheit seiner Anatomie. Der Grund für dieses Verhalten liegt jedoch darin, dass Wilhelm entgegen dem bisherigen Brauch eine neue Form wählt. Die vor ihm geschriebenen Anatomien waren theils längere, rein theoretische Abhandlungen, als Einleitung in die praktische Medicin (dahin gehören die Anatomien der Araber), oder kürzere Einleitungen für die Vornahme praktischer Zergliederungen (die Anatomien des Schweines der Salernitaner). Bei Wilhelm von Salicet begegnet man jedoch zum erstenmal einer Anatomie für die praktischen Zwecke der Chirurgie. Ueberall sind Andeutungen für das Verhalten bei Operationen mit Rücksicht auf die anatomische Sachlage eingestreut. Wenn also Wilhelm auch keine neuen Ergebnisse liefert, praktisch unwichtige Abschnitte sogar gänzlich übergeht, so ist seine Anatomie doch wegen der neuen und ohne Zweifel ganz vortrefflichen Behandlungsweise des Stoffes zu den weitaus besseren Erzeugnissen dieser Zeit zu rechnen, ja, sie überragt in dieser Beziehung die viel umfangreichere, etwas spätere Anatomie des Henri von Mondeville um ein Beträchtliches.

Puccinotti (II. 357) hat aus der Chirurgie des Wilhelm von Saliceto (l. II c. 7) eine Stelle abgedruckt, aus welcher gefolgert wurde, Wilhelm habe den Leichnam des Neffen des Markgrafen Pallavicini secirt (Puschmann, Unterricht, p. 205). Die Einsicht in das Citat und in die gleichlautende Stelle der venezianer Ausgabe vom Jahre 1502 (f. 151 v. c. d.) ergeben jedoch, dass diese Annahme unbegründet ist. Wilhelm berichtet nämlich, Bonifacio habe eine Pfeilverletzung der Drosselvene erlitten und sei in seinem Beisein zur selben Stunde gestorben. Er röchelte bis zum Lebensende. Wilhelm meinte, dies sei eine Folge der Wundvergiftung, fand aber, dass dies nicht so war, sondern es kam offenbar von der Verletzung der Vene (considerans quod hoc esset propter venenum inveni quod nihil fuit, sed evenit hoc eidem manifeste propter vulnus venae), welche das Blut in die Lunge und ins Herz führte, und diese Organe in Mitleidenschaft zog. Wie er zu diesem Befund kam, wird nicht berichtet. Gerade jenes offenbar (manifeste) spricht aber dafür, dass seine Schlussfolgerung nur das Ergebniss einer Erwägung ist. Hätte er auch nur die Brustorgane angesehen, so würde er kaum vergessen haben, dessen zu erwähnen. Dies umsomehr, als sich aus seiner Anatomie ergibt, dass Wilhelm weder ein Menschenskelet noch eine Menschenleiche studirt hat. Seine Beschreibung der Knochen (besonders des Unterkiefers, Schulterblattes, des Oberarmes, des Oberschenkels) bezieht sich auf Thiere, aber nicht auf Menschen, ebenso die der Eingeweide. Wo Wilhelm von Dingen spricht, die sich seinem Einblick als Chirurg entziehen, ist er reiner Theoretiker. Anatomie an der Menschenleiche hat er weder ausgeübt, noch gesehen. Es kommen in seiner Anatomie sogar Fehler vor, welche nur dadurch erklärlich sind, dass er die besprochenen Organe selbst nicht gesehen, deren aus zweiter Hand entnommene Beschreibung jedoch nicht verstanden oder verständnisslos nachgeschrieben hat. So behauptet er, die Secundina des Auges enthalte den Glaskörper. Auf die Unrichtigkeit dieser Angabe hat schon Valescus de Taranta in seinem im Jahre 1418 beendeten Philonium[1]) hingewiesen (l. II. c. 1, Et dixit Gulielmus de saliceto in tractatu sue practice chirurgie quod ista secundina continet in se humorem vitreum: cui non assentio nisi mediante rhetina).

Ricardus Anglicus.

1. *Champerius (Symphorianus), Libelli duo. Primus de medicine claris scriptoribus etc. Lugd. 1506. 8⁰. (fol. 39. v.). 2. *Clementius Clementinus (Amerinus) Lucubrationes. Praeterea-Richard. de signis febrium-Bas. Henr. Petrus. 1535. fo.' (p. 188—200). 3. *Mercklin (G. Abrah.), Lindenius renovatus. Norimb. J. G. Endter 1686. 4⁰. (L. I, p. 938). 4. *Goelicke (Andr. Ottom.), Hist. anat. Halae Magdeb. 1713. 8⁰. (p. 43). 5. *Moehsen (J. K. Wilh.), Dissertatio epistolica secunda de mss. med. Berol. J. A. Rudiger 1747. 4⁰. (p. 57 sq.. 6. *Jöcher (Chr. Gottl.), Gelehrtenlex. 3. Th. Lpzg. 1751. 4". (S. 2073). 7. *Fabricius (J. A.), Bibl. lat. med. et inf. act. Ed. P. Jo. Dom. Mansi. Patav. 1754. 4". (l. XVII, p. 72, 83). 8. *Portal (M.), Hist. de l'anat. T. I. Paris 1770. 8". (p. 235). 9. *von Haller (Alb.), Bibl. med. pract. t. I. Bas. et Bernac. 4". (p. 432, 435, 452). 10. *Sprengel (Kurt), Beitr. zur Gesch. d. Med. I. 1. Halle 1794. 8". S. 203—207. 11. *Littré (Em.), Hist. litt. de la France. XXI. (p. 383 sq.) 12. *de Renzi (Salv.), Coll. Salern. III. Napoli. 8⁰. 1851 (p. 383). IV. Nap. 1856 (p. 608). 13. *Haeser (Heinr.), Lehrb. d. Gesch. d. Med. 3. Bearb. I. Bd. Jena 1875. 8". (S. 737). 14. *Budinszky (Alex), D. Universität Paris im Mittelalter. Berl. 1876. 8". (p. 98). 15. *Dechambre (A.), Dictionn. encyclop. Paris, 8". (3°. s. V, p. 16). 16. *Lecoy de la Marche (A.), Le treizième siècle. Lille et Bruges 1887. 8". (p. 349). 17. *Hirsch (Aug.), Biogr. Lex. 5. Bd. Wien u. Lpzg. 1887. 8". (S. 13).

Die ausgewiesenen Quellen geben nur die Anhaltspunkte für weitere Untersuchungen über den heute noch mysteriösen Ricardus Anglicus. Hauptsächlich zu berücksichtigen sind die Nummern 1. 2. 3. 5. 7. 10. 11. 12. Da ich beabsichtige, die Erfolge weiterer Forschungen über die Person und die Werke des R. A. in einer bereits in Angriff genommenen Monografie demnächst mitzutheilen, so beschränke ich mich hier auf die wichtigsten bisher ermittelten Ergebnisse.

Unter dem Namen Ricardus ist eine Menge medicinischer Handschriften erhalten. Eingehend hat sich mit ihnen nur Littré, einigermassen auch De Renzi befasst. Beide haben jedoch weder die wichtigen Angaben von Champier, noch die ebenso wichtigen Handschriften der Hofbibliothek in Wien berücksichtigt. Bei Champier findet sich

---

[1]) *Philonium. Aureum ac perutile opus practice medicinae operam dantibus consumatissimi medici domini Valesci de Tharanta — Introductorius etiam libellus ad practicam medicine partem Domini Joannis de tornamira. — Venet. Herd. Octaviani scoti ac socior. 1521. 22 Martij. 223 ff. folio.

die älteste gedruckte Mittheilung über die Identität des Ricardus Anglicus und einiger seiner Werke von kaum anzuzweifelnder Glaubwürdigkeit.

„Richardus Anglicus, vir in medendis corporibus clarissimus et eruditus, multa in medicinis opuscula composuit. E quorum numero subiecta feruntur: (a) de flobothomia lib. i. (b) de anathomia lib. i. (c) de signis pronosticis lib. i. (d) de vrinis lib. i. — De aliis adhuc nihil vidi."

Die Schriften b, c sind nebst einer Einleitung und zwei anderen (de laxativis et de repressivis, de clysteribus mundificativis) im wiener Codex n. 1634, 1—5. (XIII. Jh.) unter der Ueberschrift „Summa librorum Ricardi" enthalten. Ausserdem besitzt diese Bibliothek folgende zwei einschlägige Handschriften (XV. Jh.): n. 5162, 6. Richardus, Tractatus de restrictionibus („Circa restrictiones est — hic non ens est"), n. 5317, 3. Richardus (Anglicus) Prognostica („Finis medicine ita duntaxat — nigredine mortale").

Bisher habe ich n. 1634, 1—5 kopirt. Die darin enthaltenen Schriften stammen gemäss Angabe des Champier von Ricardus Anglicus. Die Anatomie beginnt „Medicorum anathomaticos" und schliesst „tardatur consolidatio". Die von Littré a. a. O. erwähnte Anatomie scheint mit dieser nicht identisch zu sein, ebenso wenig ist es die Anatomie des Richardus Floriani. Der Verf., welcher in der Einleitung zu de signis (pronosticis) erklärte, er kompilire aus Hippokrates, Galen, Avicenna, Razes, folgt in der Anatomie hauptsächlich dem Avicenna. Bezüglich seiner Person ist die von Sprengel vertretene Ansicht bisher am glaubwürdigsten. Demgemäss war Ricardus Anglicus in Oxford geboren. Er wurde um 1230 bekannt, später Leibarzt des Papstes Gregor IX. (1227—1241), und starb 1252 oder 1256. Er ist identisch mit dem Magister Ricardus Parisiensis, sein Aufenthalt in Paris ist jedoch nicht genau festzustellen. Nach Gabriel Naudé soll er sich hier in die Abtei Saint-Victor zurückgezogen haben. Es erregt mir diese Mittheilung jedoch den Verdacht einer Verwechslung mit dem 1173 gestorbenen schottischen Mönche, Regularkanonikus und Prior Ricardus de S. Victore.

Henri de Mondeville.

1. *Pagel (J. L.), Die Anatomie des Heinrich von Mondeville. Nach einer Handschrift der k. Bibl. zu Berlin v. J. 1304 zum erstenmale herausg. Berlin, Georg Reimer 1889. 79 SS. 8°. 2. *Pagel (J. L.), Die Chirurgie des Heinrich von Mondeville zum erstenmale herausg., nebst e. Abh. üb. Synonyma u. einem Glossar v. M. Steinschneider. Berlin 1892, H. Hirschwald. 663 SS. 8°. 3. *Nicaise (E.), Chirurgie de maitre Henri de Mondeville. Trad. franç. av. d. notes etc. Paris, Félix Alcan, 1893. 903 pp. Lex.-8°. 4. *Chirurgia magna Guidonis de Gauliaco, olim celeberrimi medici, nunc — restituta a Laurentio Jouberto — Lugduni. In off. Q. Philip Tinghi. 1585. 601 + 75, pp. + index. 4°.

Die Anatomie des Heinrich von Mondeville (er lebte nach Nicaise um 1260—1320), des Chirurgen Philipp IV. des Schönen von Frankreich, liegt in zwei Fassungen vor. Die eine ist auf Drängen seiner Schüler in Montpellier entstanden. Sie enthält einen im Jahre 1304 gehaltenen Schulvortrag über die Anatomie. In der zweiten Fassung bildet dieselbe Abhandlung, jedoch in etwas geänderter Gestalt, den ersten Abschnitt der umfangreichen Chirurgie des Henri, welche 1306 in Paris begonnen wurde. Sie unterscheidet sich von der ersten durch einige unwesentliche Auslassungen, sowie durch mehrere Zuthaten, hauptsächlich durch reichlichere literarische Hinweise, und dürfte auf Grund der ersten mit Benützung zahlreicher literarischer Quellen in der Studirstube entstanden sein.

Dem Ursprunge nach ist diese Anatomie in die Gruppe der unter italienischem Einflusse entstandenen Schriften einzureihen, insofern als Henri unter Einwirkung seines Lehrers Theodorico Borgognoni (1205—1298) und des Lanfranchi sich entwickelt hat. Dem Wesen nach ist sie, wie der Verf. selbst zugesteht, ein Auszug aus Avicenna, welchen er neben Teodorico und Lanfranchi zu den Hauptquellen seiner Chirurgie zählt.

Diese Anatomie ist durch Pagel und Nicaise so bekannt geworden, dass ein näheres Eingehen darauf hier überflüssig erscheint, daher seien nur einige wenige Bemerkungen hier angeschlossen.

Vor allem fällt es auf, dass Henri, obzwar er die Nothwendigkeit anatomischer Kenntnisse für den Chirurgen aus der apokryfen galenschen Schrift de ingenio sanitatis,[1] aus Bruno von Longoburgo und aus Lanfranchi, sowie durch weitere Auseinandersetzungen ableitet, den Kreis des für den Chirurgen nothwendigen Wissens an mehreren Stellen auf die rein praktischen Bedürfnisse einschränkt.

Sufficit cyrurgico scire loca magnorum nervorum, venarum, arteriarum, ut sciat ea, cum inscisiones fecerit, evitare et eorum inscisionibus succurratur cum oportet. Pagel, Anat., S. 55.

Cum spondilibus renum immediate continuantur tres spondiles separati et illis continuantur spondiles conjuncti, qui constituunt os caudae, et isti tres dicuntur ab aliquibus spondiles haucarum. Sive sint, sive non, hoc non ponit diversitatem in opere cyrurgico. Ibidem. p. 73.

Das Bestreben, den praktischen Zweck nicht aus den Augen zu verlieren, macht Henri zu einem vortrefflichen Lehrer. Thatsächlich ist der Stoff seiner Anatomie sehr übersichtlich angeordnet und möglichst verständlich vorgetragen. Man merkt die Absicht, dem Auffassungsvermögen des Schülers entgegenzukommen. Wenn hie und da unklare Stellen unterlaufen, z. B. der Abschnitt über die Eintheilung der Körperbestandtheile, so trägt die Schuld nicht der Verf., wie der Vergleich mit dem entsprechenden folgenden Text ergibt, sondern der Abschreiber.

Aus dem angeführten Grunde sind die Ausgaben von Pagel und Nicaise, besonders anfangs, schwer verständlich. Es folgt daher eine Uebersicht der Körperbestandtheile im Sinne des Henri, beziehungsweise seiner späteren Angaben.

A. Membra consimilia.

a) Simplicia (11)

{ spermatica (6): os, cartilago, ligamentum, nervus, arteria, vena.

non spermatica (5): caro, pinguedo, adeps, axungia, villus.

---

[1] Vgl. darüber die Anmerkung zum Schlusse.

b) Composita { pure spermatica: chorda, panniculus, cutis.
partim spermatica, partim non spermatica: musculus, lacertus.

B. Membra officialia.

brachium, manus, digiti etc.

C. Superfluitates (4).

medulla, sanguis, pilus, capillus.

Henri ist der erste Lehrer, welcher in Ermangelung eines geeigneten Leichenmateriales, um seinen Vortrag möglichst erfolgreich zu gestalten, auf die Schaffung von Lehrbehelfen für den anatomischen Anschauungsunterricht verfällt.

Als Lehrbehelf verwendet er:

1. **Abbildungen.** Guy de Chauliac wirft ihm vor, er habe als alleinigen Lehrbehelf dreizehn Abbildungen benützt.

Et per istos modos in corporibus hominum, simiarum et porcorum atque aliorum multorum animalium, ad notitiam pervenitur anatomiae, et non per picturas, sicut fecit Henricus praedictus, qui cum tredecim picturis visus est anatomiam demonstrare. (l. c. Tract. I. doct. 1. cap. 1. pag. 21.)

2. **Modelle,** zumindest eines, nämlich das Modell eines Schädels. Dieser ist entsprechend den Nähten in vier Theile zersägt, zu öffnen, aussen ist die behaarte Kopfhaut, innen das Gehirn nachgebildet.

Quicunque vult anathomiam capitis ostendere intus vel extra, subtiliter et perfecte, ipse debet habere craneum artificiale, aperibile formatum, per veras commissuras divisum in quatuor partes, quod, cum anathomiam extrinsecam ostenderit, aperire possit, ut sensibiliter anathomia panniculorum et cerebri videatur. Debet autem dictum craneum exterius esse munitum aliquibus, quae capillorum et cutis et carnis lacertosae et panniculi ossa ligantis vices gerant. Debet similiter interius aliquid esse fictum, quod sensibiliter formam panniculorum et cerebri repraesentat. Pagel, Anat., S. 26. Vgl. dazu den Schluss eines der nächsten Kapitel: Involuta forma cerebri et panniculorum non potest ad unguem ostendi penitus nec depingi.

Es erhebt sich noch die Frage: Hat Henri de Mondeville thatsächlich nie die Anatomie an der Leiche gelehrt? Die Frage ist nämlich insofern nicht müssig, als der Vorwurf des Guy de Chauliac nicht vertrauenswürdig erscheint, weil Guy nur von 13 Abbildungen spricht, des von Henri beschriebenen Modells aber nicht erwähnt. Weiters könnte der Wortlaut der Einleitung zur Anatomie von 1304 Anlass zu der Annahme geben, dass Guy den Henri falsch beschuldigt. Es heisst dort nämlich: „Incipit anatomia — ordinata in Monte pessulano — secundum quod ostensa fuit et prosecuta sensibiliter et publice coram ipsis (sc. scolaribus)." Was versteht nun Henri unter einer anatomia ordinata, ostensa, prosecuta? Vor allem ist es wichtig zu entscheiden, welchen Begriff er dem Ausdrucke anatomia unterlegt, beziehungsweise ob er darunter eine Leichensektion versteht. Wie aus dem eben angeführten Citat hervorgeht, und zwar aus den Stellen quicunque vult anatomiam capitis ostendere, cum anatomiam extrinsecam ostenderit, versteht er unter anatomia ostensa den Hinweis auf den anatomischen Sachverhalt an der Hand eines Modells, also keine Sektion. Unter anatomia ordinata sind zweifellos die in eine bestimmte Ordnung gebrachten anatomischen Lehrsätze verstanden. Es erübrigt noch die Deutung der anatomia prosecuta sensibiliter et publice. Einen Anhaltspunkt dafür liefert wieder der Satz obiger Stelle ut sensibiliter anatomia panniculorum et cerebri videatur, d. h. damit die anatomischen Verhältnisse des Gehirns und seiner Häute sinnenklar werden. Daraus ergibt sich also für eine anatomia sensibiliter prosecuta als Uebersetzung „eine sinnenklar durchgeführte Darstellung der anatomischen Verhältnisse" und für den ganzen Eingang folgende Wiedergabe:

Es beginnt die Anatomie mit Rücksicht auf die angewandte Chirurgie, in Ordnung gebracht zu Montpellier von Meister Heinrich de Mondeville, dem Chirurgen des durchlauchtigsten Königs der Franken, auf Drängen einiger ehrfurchtsvoller Schüler der Medicin, gemäss derselben Weise, wie sie in ihrem Beisein im Jahre 1304 sinnenfällig und öffentlich gezeigt und durchgeführt wurde.

Anmerkung. Zu dem Titel anatomia ordinata ad instantiam quorundam venerabilium scolarium medicinae, vgl. die Ueberschrift zu Berengar in der bologneser Ausgabe von 1523. *Isagogae breues perlucidae ac uberrimae in anatomiam humani corporis a communi medicorum aeademia usitatam a Carpo in almo Bononiensi gymnasio ordinariam chirurgiae docente ad suorum scholasticorum praeces in lucem datae.

Henri de Mondeville hat also keine Leichensektionen zu Unterrichtszwecken vorgenommen, sondern den anatomischen Unterricht nur an der Hand von Abbildungen und eines Modells betrieben.

Trotz der Abhängigkeit von der lateinischen Uebersetzung des Ibn Sina ist sein Text nicht reich an Arabismen. Immerhin arbeitet er mit den landläufigen Bezeichnungen seiner Zeit:

Ligamentum = thenantos = alcoab, sepum, sagimen, extremitas silvestris digiti, olla capitis, os lauda, ossa verrualia, tympor, manubrium verrui sive fraculae, os basillare, ossa mendosa, lacinia, colatorium, meri, canna pulmonis, trachea arteria, nodus anterior gutturis, ysmon, adiutorium, heroplata, canolae, focile, vena ramosa, kilis, hepatica, basilica, salvatella, splenica, cephalica, purpurea, nigra, cardiaca, corniculae cordis, miraeh, ylia, colon, longaon, syma hepatis, cistis fellis, cirbus, tentigo, pori uritides, vertebrum, veretrum, sessos, clopores, euffa, osseum, syphac, oculus genu.

Der Zeit nach, zu welcher sie entstand, überschreitet eigentlich die Anatomie des Henri von Mondeville bereits die Grenze dieser Betrachtungen. Sie hängt jedoch so innig mit den ihr vorangehenden Schriften zusammen, dass sie noch in die Gruppe der frühmittelalterlichen, beziehungsweise vormondino'schen Werke gehört.

Anmerkung. De ingenio sanitatis.
Ueber diese Schrift sagt Guy de Chauliac eingangs der Chirurgie „juxta doctrinam ipsiusmet (Galeni) in 6. therap. methodi, quae in arabica translatione de ingenio sanitatis inscribitur". Guy nimmt also an, Galens therapeutike methodos sei ins Arabische übersetzt, und führe dort — offenbar gemäss der ihm vorliegenden latein. Uebersetzung — den Titel de ingenio sanitatis. Dass de ingenio sanitatis mit Galens therap. meth. im engsten Zusammenhange steht, unterliegt keinem Zweifel. Dies beweist auch der Vergleich der Citate mit dem Original. Als Beispiel diene der von Henri de Mondeville und von Guy de Ch. hervorgehobene Satz über die Nothwendigkeit anatomischer Kenntnisse, welcher sich im 6. Buch von Galens de ingenio sanitatis finden soll, und thatsächlich in der therapeutike methodos VI 1 vorkommt.

Henri de Mondeville (Pagel, Anat. des H. d. M.). Sicut dicit Galenus sexto de ingenio sanitatis, necessarium est cyrurgico scire anathomiam, ne credat latum ligamentum esse pelliculam et rotundum esse nervum, et cadat in suis operationibus in errorem.

Galénos (Therap. method. VI 4, K X 109) ἔνθα μὲν οὖν στρογγύλοι σύνδεσμοι καὶ τένοντές εἰσι, τοῖς ἀπείροις ἀνατομῆς ὡς νεῦρα φαντάζονται, καὶ μάλισθ' ὅταν ἀγνοῶσιν ὅτι καὶ σκληρότεροι πολὺ τῶν νεύρων εἰσίν· ἔνθα δὲ πλατεῖς, ἐνταῦθ' ὅτι μὲν νεύρων διαφέρουσιν ἐπίστανται, καίτοι γε οὐδὲ τοῦτο πάντες· οὐ μὴν γιγνώσκουσί γε διακρίνειν αὐτοὺς ἀπ' ἀλλήλων. ἀλλὰ σύ γε τὴν φύσιν ἑκάστου τῶν τριῶν μορίων ἐπιστάμενος ....

Thomas Cantipratanus.

Die Lebensbeschreibungen des Thomas bei Choulant (Graph. Incun., S. 105), Meyer (IV 91 u. f.), Haeser (I 696) enthalten theils einander widersprechende, theils unvollständige, theils ersichtlich falsche Angaben. Choulant versetzt ihn in die Jahre 1156—1263, Meyer in die Jahre 1201—1270. Choulant und Haeser stempeln ihn zum Professor in Löwen, was er nie war, keiner von Beiden aber, auch nicht Meyer, nennen ihn Bischof, was er thatsächlich gewesen ist, u. s. w.

Die folgende Darstellung hält sich an die kritischen Untersuchungen des Georg Colveneere in der zweiten, verbesserten Ausgabe des Bonum universale (*Thomae Cantipratani, S. Th. Doctoris, ordinis L. Dominici et episcopi suffraganei Cameracensis Miraculorum et exemplorum sui temporis libri duo, opera et studio Georgii Colvenerii Alostensis. — Duaci, Ex typographia Baltazari Belleri sub Circino aureo 1605. 8⁰. 597 + 86 pp. + Index).

Sein Vater stand während des dritten Kreuzzuges in Militärdiensten des Königs von England Richards I. Löwenherz, und gelobte bei Antiochia, einen etwaigen Sohn dem geistlichen Stande zu widmen. Dieser, Thomas, wurde bei Brüssel in Peters Leeuw im Jahre 1204 geboren. Ich schliesse dies aus der Angabe des Colveneere, Thomas habe 1263 im Alter von 59 Jahren das Bonum universale herausgegeben. In Peters Leeuw besuchte er bis zum 11 Jahre die Schule, schloss sich mit noch nicht 15 Jahren an Jakob a Vitriaco (den nachmaligen Kardinal) an, trat bald darauf in den Augustinerorden ein, und wurde Regularkanonikus im Kloster Cantinpré bei Cambrai. Im Jahre 1232 übertrat er in den schnell berühmt gewordenen Predigerorden (gegründet 1215 durch Dominicus de Guzman, mit der Regel des Augustinus, bestätigt 1216 von Honorius III.). Nach Meyer ward er nun erst nach Köln zu Albert dem Grossen, vier Jahre darauf nach Paris gesandt, und kehrte 1240, doch ohne das Magisterium der Theologie erworben zu haben, als Lektor nach Löwen zurück. Damit stimmt die Angabe des Colveneere, er habe sich nun auch mit filosofischen Studien befasst, und sei mit Thomas von Aquino lange Zeit Schüler des Albert gewesen (über die Stellung des Albert von Bollstädt und Thomas von Aquino zur Filosofie des Mittelalters vgl. *Loewe [Johann Heinrich], Der Kampf zwischen dem Realismus und Nominalismus im Mittelalter. Aus den Abhandl. d. kön. böhm. Gesellschaft d. Wissenschaften, VI 8, Prag 1876, gr. 4⁰, 87 Seiten). Nach Meyer verwaltete er dann das Amt eines Generalpredigers der Provinz Deutschland, oder, wie die Histoire littéraire de la France sagt, Deutschlands, Frankreichs und Belgiens, woraus bei Gracsse ein Ordensgeneral dieser drei Provinzen geworden ist. Nach Colveneere wurde er — was mit dem eben Gesagten vereinbar ist — Subprior des Predigerkonventes in Löwen, später, da er bereits Doktor der Theologie war, noch Suffraganbischof. Er starb laut Eintragung der Predigerbrüder in Löwen am 15. Mai, und zwar wahrscheinlich (Colven.) des Jahres 1280.

Die Angaben bei Haeser sind nur ein kurzer Auszug aus Choulant und Meyer.

Seine literarische Thätigkeit umfasst die Jahre 1231—1271. Seine Schriften sind:

1. Der dritte Band zu der von Jakob a Vitriaco geschriebenen zweibändigen Lebensgeschichte der Maria von Oignac. 1231.

2. Das Leben der Seeligen Christine. 1 Band. 1232.

3. Das Leben der Seeligen Luitgard. 3 Bände, kurz nach dem 16. Juli 1246.

4. De natura rerum, 1 Band, 20 Bücher. Um 1260. Dieses Datum setze ich auf Grund dessen, dass das Buch nach dem vorhergehenden, und zwar nach fünfzehnjähriger Vorarbeit fertiggestellt ist. (Vorrede zum Bonum universale: Reuolui autem librum illum de natura rerum, quem ipse multo labore per annos 15 de diuersis auctoribus utilissime compilaui.)

5. Bonum universale de apibus. 2 Bände, 1263. (Die Ausgabe von Colveneere siehe oben.) [1])

Ausserdem wird ihm eine Biografie der Margarete von Ypern zugeschrieben. Auch soll er auf Anregung des Thomas von Aquino, da nur die alte Uebersetzung des Aristoteles von A. M. T. S. Boëthius (gest. 525) bestand, welche auch Albert von Bollstädt benützt hatte, im Jahre 1271 die Bücher des Aristotelës ins Latein übersetzt haben (Näheres darüber bei Colveneere).

Einen besonderen Werth hat das Bonum universale, weil er darin seiner vorhergehenden Schriften gedenkt, unter anderem auch des Werkes de natura rerum. Die citirten Autoren und Werke geben einen Anhalt für die Studien, auf welchen seine schriftstellerische Thätigkeit beruht. Es sind dies die folgenden:

1. Adam de S. Victore.	15. Glossa ordinaria.
2. Albertus Magnus.	16. Gregorius Magnus.
3. Ambrosius.	17. Hieronymus.
4. Aristoteles.	18. Joannes Cantipratensis.
5. Augustinus.	19. Jus Canonicum.
6. Beda.	20. Jus Ciuile.
7. Benedictus.	21. Lucanus.
8. Bernardus.	22. Petrus cantor.
9. Biblia sacra.	23. Plinius.
10. Boëthius.	24. Possidius.
11. Chronica.	25. Seneca.
12. Gesta Caroli Magni.	26. Severus Sulpicius.
13. Gesta Cypriani et Justinae.	27. Vitae patrum.
14. Gesta philosophorum.	28. Volusianus.

Aus dem Text ist zu entnehmen, dass er ausserdem noch den Isidor von Sevilla (Isidorus Hispalensis), Philipp Walther de Castellone, Priscianus benützt hat. Aus der Vorrede geht hervor, dass er in De natura rerum auch den Jacobus Aconensis, Basilius Magnus, Solinus verwerthet hat.

Ueber die Urheberschaft des Werkes De natura rerum drücken sich die Schriftsteller bis in das 16. Jahrhundert so unklar aus, dass man ihm dasselbe absprach, auch es mit dem ähnlichen Buche des

---

[1]) Im Handschriftenkatalog der wiener Universitätsbibliothek unter dem Titel Apiarium.

Bartholomäus Anglicus verwechselte. Indes genügen die Hinweise und Parallelstellen im Bonum universale (Vorrede, I 25, 3; II 29, 32; II 30, 25) vollauf für die Feststellung der Urheberschaft des Thomas von Cantinpré. Die Aehnlichkeit der Arbeiten des Thomas und Bartholomäus erhellt aus der folgenden Uebersicht:

<table>
<tr><td colspan="2">Thomae Cantipratani de natura rerum.</td><td colspan="2">Bartholomae Anglici de proprietatibus rerum.</td></tr>
<tr><td>1.</td><td>De anatomia h. c. et. sing. eius partib.</td><td>1.</td><td>De proprietatibus rerum.</td></tr>
<tr><td>2.</td><td>De anima.</td><td>2.</td><td>De proprietatibus angelorum.</td></tr>
<tr><td>3.</td><td>De monstruosis hom. Orientis.</td><td>3.</td><td>De propr. animae rationalis.</td></tr>
<tr><td>4.</td><td>De animalibus quadrupedibus.</td><td>4.</td><td>De propr. substantiae corporeae.</td></tr>
<tr><td>5.</td><td>De auibus.</td><td>5.</td><td>De dispositione membrorum.</td></tr>
<tr><td>6.</td><td>De monstris marinis.</td><td>6.</td><td>De proprietatibus aetatum.</td></tr>
<tr><td>7.</td><td>De piscibus fluuialibus.</td><td>7.</td><td>De proprietatibus infirmitatum.</td></tr>
<tr><td>8.</td><td>De serpentibus.</td><td>8.</td><td>De pr. mundi et corporibus coelestibus.</td></tr>
<tr><td>9.</td><td>De vermibus.</td><td>9.</td><td>De proprietatibus temporis.</td></tr>
<tr><td>10.</td><td>De arboribus communibus.</td><td>10.</td><td>De propriet. materiae et formae.</td></tr>
<tr><td>11.</td><td>De arborib. aromat. et medicinalibus.</td><td>11.</td><td>De proprietatibus aeris.</td></tr>
<tr><td>12.</td><td>De virtutibus herbar. communium.</td><td>12.</td><td>De proprietatibus auium.</td></tr>
<tr><td>13.</td><td>De fontibus.</td><td>13.</td><td>De proprietatibus aquae.</td></tr>
<tr><td>14.</td><td>De lapidib. precios. et eorum sculpturis.</td><td>14.</td><td>De proprietatibus terrae.</td></tr>
<tr><td>15.</td><td>De septem metallis.</td><td>15.</td><td>De proprietate prouinciarum.</td></tr>
<tr><td>16.</td><td>De septem regionib. et humorib. aëris.</td><td>16.</td><td>De proprietatibus gemmarum.</td></tr>
<tr><td>17.</td><td>De sphaera et 7 planetis et eor. virtutib.</td><td>17.</td><td>De proprietatibus plantarum.</td></tr>
<tr><td>18.</td><td>De passionib. aeris, fulgure, tonitru et cons.</td><td>18.</td><td>De proprietatibus animalium.</td></tr>
<tr><td>19.</td><td>De quatuor elementis.</td><td>19.</td><td>De rerum accidentibus.</td></tr>
<tr><td>20.</td><td>De ornatu coeli, et eclipsi solis et lunae.</td><td></td><td></td></tr>
</table>

Man sieht, der Gegenstand beider Kompilationen ist derselbe: die Zusammenfassung aller naturwissenschaftlichen Kenntnisse. Sie unterscheiden sich nur wenig durch die Eintheilung des Stoffes und dessen Vertheilung im Buche.

De natura rerum ist bisher nicht im Drucke erschienen, obzwar es in mehreren Handschriften vorhanden ist. Colvenecre hatte zwei Handschriften zur Verfügung. Von der einen liess er eine Abschrift anfertigen. Bei Choulant, Meyer, Haeser sind mehrere (in Breslau, Krakau, Gotha aufbewahrte) Handschriften angeführt.

Ohne Kenntniss der Handschriften ist ein Urtheil über die im ersten Buche enthaltene Anatomie des Menschen nicht gestattet. Vermuthen lässt sich jedoch, dass es sich um eine ähnliche Kompilation wie die des Bartholomäus Anglicus handelt (siehe diesen), dass der Verf. den Gegenstand nicht aus eigener Anschauung kennt, und ihn nach jüngeren Quellen, zumindest ohne kritische Wahl nicht immer nach den besten Quellen beschreibt. Analogien dafür kommen im Bonum universale vor. Einige Beispiele mögen dies zeigen.

Die Beschreibung des Einhorns und dessen fabelhafter Gutmüthigkeit gegen Jungfrauen (Bonum univ. II. 29, 32, De nat. rer. IV) ist nicht dem ursprünglichen ausführlichen Bericht des Caelius Aurelianus entnommen (Peri zoon biblia iz XVI, 20. *Teubner'sche Ausgabe von Herscher 1864), begnügt sich auch nicht mit dem kurzen Berichte des Plinius (Hist. nat. VIII, 21, 30), sondern geht ebenso wie die des Bartholomäus Anglicus (De proprietatib. rer. XVIII, 88) auf Isidor von Sevilla (Lib. 12) zurück.

Die Angaben des Thomas sind nicht immer ganz verlässlich. Als Beweis dafür eine Mittheilung, welche bereits dem Colvencere viel Kopfzerbrechen kostete. Sie lautet im Bonum universale und in De natura rerum folgendermassen:

Bonum univ. II. 30, 25 de arbore quadam et eius mysterio. Quod in libro de natura rerum ap(er)tissime designatur. Ait enim **Peredixion** arbor est in Perside et interpretatur circa dexteram. In hac columbae quae fugiunt serpentes volatiles, tum propter tutelam, tum propter fructum eius quo mirifice delectantur, libentius requiescunt. Nec mirum. Non solum enim odor eius, sed et umbra serpentes vexat, ita ut eam vitent attingere.

De natura rerum XI.

Peredixion arbor est orientis a Graecis sic dicta ex inter et circa dexteram. Arboris huius fructus ut dicit **Isidorus**, dulcis est, quo columbae mirifice delectantur: umbra vero eius et ramis proteguntur.

Dieser **Peredixion** genannte Baum ist weder bei Theophrast, noch bei Plinius, aber auch nicht bei Isidor von Sevilla erwähnt. Thomas dürfte sich die Fabel selbst geschmiedet haben, verführt durch das von den Tauben bevorzugte Mauerkraut perdicium (paritoire, glaescruyt).

Andererseits muss man sich bei ihm auf falsche Angaben gefasst machen, welche auf korrupte Stellen der von ihm benützten Handschriften oder auf eine falsche Leseart zurückzuführen sind. Als Beispiel dafür die unrichtige Mittheilung einer Fabel des Plinius, wo vom Wanzenfressen der Hühner gesprochen wird, woraus Thomas Eierlegen gemacht hat. Kennern mittelalterlicher Handschriften wird es nicht schwer sein, zu entziffern, wie der Irrthum entstand.

Plinius.
Hist. nat. l. 29, c. 4, 17.

Quaedam pudenda dictu tanta autorum asseueratione commendantur, ut praeterire fas non sit. Siquidem illa concordia rerum, aut repugnantia, medicinae gignuntur: ueluti **cimicum** animalis foetidissimi, et dictu quoque fastidiendi natura, contra serpentium morsus, et praecipue aspidum ualere dicitur. Item contra uenena omnia: argumento quod dicunt, gallinas quo die id ederint, non interfici ab aspide: carnes quoque earum percussis plurimum prodesse.

Thomas Cantipratanus.
Bonum univers. II. 25, 3.

In libro de natura rerum, cuius Plinius auctor est, dicitur, quod gallina a serpente non potest infici ea die quo ovum ediderit.

Mit diesen und anderen Schwächen des Thomas wird der Herausgeber des Buches De natura rerum zu rechnen haben. Festzustellen ist dann auch das Verhältniss zu Bartholomäus Anglicus, sowie zu Isidor von Sevilla, beziehungsweise zu des Letzteren Schriften Origines oder Etymologiae und De natura rerum. (Neueste Ausgabe von De natura rerum durch Gust. Becher, Berol. Weidmann. 1857. 8⁰. pp. XXXII, 88.)

Die Kürze der Zeit hat mir leider nicht erlaubt, eine Handschrift De natura rerum durchzuarbeiten.

Bartholomaeus Anglicus.

Diesen englischen Franziskanermönch, dessen umfangreiche naturwissenschaftliche Encyklopädie über die Eigenheiten der Dinge (De proprietatibus rerum) sich bis in das 17. Jahrhundert einer grossen Beliebtheit erfreute, behandelt Haeser ganz kurz (I, 635), gründlicher Choulant (Graph. Incun. 1—4), am ausführlichsten Meyer (IV. 84—91), welcher sich besonders mit dem 17. Buch (über die Eigenheiten der Pflanzen) befasst. Nach den Untersuchungen von Quetif und Echard, sowie von Jourdain ist das Buch kurz vor 1260 abgefasst.

(Quetif und Echard, Scriptores ordinis praedicatorum recensiti, Tom. I, p. 486. — Jourdain, Recherches sur l'origine des traductions latines d'Aristot. Paris 1819, ed II. 1843. Uebersetzt von Adolf Stahr, Forschungen über Alter und Ursprung der lateinischen Uebersetzungen des Aristoteles, Halle 1831. 8⁰, S. 35 und 329. Denselben Gegenstand behandelt Prantl, Gesch. der Log. II, 99 ff. u. III, 3 ff.; v. Hertling, Zur Gesch. d. aristot. Politik im Mittelalter, Rh. M. 39, 446—457.)

Die Gründe dafür sind:

1. Der Verf. benützt die arabisch-lateinische Uebersetzung des Aristoteles, aber nicht die Uebersetzung, welche erst nach 1260 aus dem griechischen Original veranstaltet wurde;

2. er citirt noch nicht die Encyklopädie des Vincenz von Beauvais (Bellovacensis), den Thomas von Aquino, Roger Bacon, Aegidius Romanus;

3. er benützt schon einige Werke Alberts des Grossen.

Obzwar ich mangels der genannten Quellen die Beweisführung in ihren Einzelheiten nicht prüfen kann, schliesse ich mich dem Endergebniss vollkommen an, und zwar aus folgendem Grunde:

Bartholomaeus citirt den Hermes und Mercurius, und zwar nicht die mythischen Personen, sondern die unter diesen Titeln gehenden mittelalterlichen apokryphen Schriften. Die erste bezieht sich auf Hermes trismegistos, unter dessen Namen eine ganze Menge von griechischen, lateinischen und arabischen Abhandlungen filosofischen Inhaltes segeln (vgl. Christ, S. 697). Ich lasse nun die Worte Wüstenfeld's folgen (Uebers. § 31).

„Von der zuerst unter der Aufschrift Centiloquium Hermetis s. l. e. a. (n. d. Druckerz. Lipsiae) erschienenen Schrift ist das arabische Original in dem Esc. Cod. 934, 3 erhalten, eine Nachbildung des Centiloquium Ptolemaei (= Aphorismi seu centum sententiae astrologicae), dessen Verf. unbekannt ist; sie führt hier den Titel (arabisch) Aphorismi Mercurii Babylonici secretorum coelestium computatoris. Das Zeitalter des sonst nicht weiter bekannten Uebersetzers Stefanus aus Messina ist dadurch bestimmt, dass er sein Buch dem Könige Manfred von Sicilien (gest. im Jahre 1266) dedicirte mit dem Eingange: Incipiunt aphorismi astronomici. Domino Manfredo inclito Regi Cecilie Stephanus de Messana hos flores de scientiis astronomiae domini (oder divi) Hermetis transtulit."

Manfred, Sohn des Kaisers Friedrich II. und der Bianca, Tochter des Grafen Bonifacio Lancia, geb. 1231 in Sicilien, gest. 26. Februar 1266, wurde 1250 Fürst von Tarent und liess sich erst 1258 in Palermo zum König krönen. Da Stefan von Messina ihn König von Sicilien nennt, muss die lateinische Uebersetzung in die Zeit 1258 bis 26. Februar 1266 fallen. Weiters ist keine andere lateinische Handschrift des Hermes-Mercurius bekannt, welche Bartholomaeus Anglicus hätte benützen können. Daraus folgt aber, dass das Werk des Bartholomaeus nicht älter ist als das Jahr 1258. Dass es nicht viel jünger ist, als 1260, wurde bereits erwähnt. Vorderhand empfiehlt es sich, an der runden Zahl 1260 festzuhalten. Denn, wenn man auf die obige Beweisführung zurückgeht, so leuchtet es ein, dass Bartholomaeus die Ausgabe des Hermes-Mercurius, selbst wenn sie gleich nach der Königskrönung Manfred's erschienen ist, erst nach mehreren Monaten erhalten haben kann, und zwar offenbar auf dem ziemlich langwierigen Seewege durch das Mittelländische Meer. (Die Zeitdauer einer Fahrt von England nach Palermo, beziehungsweise umgekehrt liesse sich vielleicht nach den Expeditionen der englischen Kreuzfahrer berechnen, fällt hier jedoch nicht allzuschwer in die Wagschale).

Hervorzuheben ist, dass er auch die Encyklopädie des Thomas von Cambrai nicht kennt.

Den Inhalt von De proprietatibus rerum habe ich gelegentlich der Besprechung des Thomas von Cambrai angegeben. Das Werk ist, wie der Verf. besonders betont, eine Kompilation, eine Aneinanderreihung von Auszügen aus anderen Schriftstellern, zu denen er selbst nur wenig oder gar nichts hinzugefügt hat. (Cum proprietates rerum sequantur substantias, secundum distinctionem et ordinem substantiarum: erit ordo et distinctio proprietatum, de quibus adiutorio diuino est praesens opusculum compilatum. In quibus de meo pauca vel quasi nulla apposui, sed omnia quae dicentur de libris authenticis sanctorum et philosophorum, excipiens sub breui hoc compendio, pariter compilaui, sicut per singulos titulos poterit legentium industria experiri. Praef. — Protestor autem in fine huius opusculi quemadmodum in principio, quod in omnibus, quae secundum diuersas materias in hoc tractatu continentur, parum vel nihil de meo apposui: sed simpliciter sanctorum verba, et philosophorum dicta pariter et commenta veritate peruia sum secutus etc. Epilogus.)

Ausgaben. Entsprechend dem volksthümlichen Charakter des Werkes De proprietatibus rerum ist dasselbe bald nach Erfindung der Buchdruckerkunst wiederholt gedruckt worden. Stockton-Hough zählt unter Nr. 369—401 33 Inkunabeldrucke auf. Sie gehen zumeist unter dem Namen des Bartholomaeus de Glanvilla. Dazu kommen die von Meyer zusammengestellten zehn späteren Ausgaben. Sie reichen bis zum Jahre 1619. Ich selbst habe Hough Nr. 377 gelegentlich in Händen gehabt (Schlussschrift: Explicit tractatus de proprie-

tatibus rerum editus a fratre Bartholomeo anglico ordinis fratrum
minorum. Impressum per industriosum virum Anthonium koburger
inclite Nurenberge ciuem. Anno salutis gratie. Mcccclxxxiij. iij. kal's.
Junij.), besitze Hough Nr. 379 (Schlussschrift: Explicit liber de proprietatibus rerum editus a fratre Bartholomeo anglico ordinis fratrum
minorum. Impressus Argentine Anno, dñi M. cccc. lxxxv. Finitus die
sancti Valentini = 14 Februar 1485), ausserdem aber noch die sehr
handliche, bei Choulant, Meyer, Haeser nicht erwähnte Ausgabe von
1601, welche schon deshalb empfehlenswerth erscheint, weil die Citate
durch eine besondere Schrift hervorgehoben sind.

* Bartholomaei Anglici de genuinis rerum coelestium, terrestrium et infernarum
proprietatibus libri XVIII. — Cui accessit liber XIX. de variarum rerum accidentibus.
— Procurante d. Georgio Bartholdo Pontano a Braitenberg. — Francofurti, Apud
Wolfgangum Richterum, impensis Nicolai Steinii, Not. et Bibliopolae. 1601, 8°, 1261 pp.
+ index.

Bartholomaeus nennt sein Buch sehr bescheidenerweise ein Werk-
chen. Dagegen spricht schon der Umfang des Textes (enggedruckt
1261 Octavseiten), sowie die bedeutende Zahl der ausgenützten Schriftsteller. Das den Ausgaben vorgesetzte Register nennt (in dem eben
erwähnten im Folgenden benützten Druck) 105 Namen ohne nähere
Angaben. Meyer hat 14 angeführt, welche in jenem Register nicht
vorkommen. Im Folgenden gebe ich ein ausführlicheres Verzeichniss
mit Anmerkungen, ohne damit jedoch Anspruch auf absolute Voll-
ständigkeit zu erheben.

1. Adamantius.
2. Aegidius s. Egidius.
3. Aesculapius (Aesc.) Liber de occultis membrorum virtutibus, XVIII
proemium.
4. Alanus de Insulis gest. 1202, XVII, 85.
5. Albertus (Alber.), Magnus, Graf von Bollstädt., geb. 1193, gest. 15. November 1280. In differentia XIX, 7. Vgl. Albu.
6. Albu. Dazu bemerkt Meyer, dessen Untersuchungen sich jedoch nur auf das
17. Buch beziehen: „Eine häufige Abkürzung, die sowohl Albertus wie Alvredus be-
deuten kann. — Sehr oft haben die Abschreiber oder Schriftsetzer die beiden Namen
Alvredus und Albertus offenbar verwechselt oder bloss Albu daraus gemacht." Diese
Auffassung ist irrig. Die Abkürzung Albu kommt vor mit anderen ähnlichen in
mehreren Kapiteln des 8. Buches, dann in den ersten zwei Kapiteln des 17. Buches.
Ich lasse die Belegstellen folgen.
8. Buch (Astronomie): 10. Albu in lib. de motib. astrorum. 11—14,
16—20. Albu je einmal. 22. Albug, Albu. 28. Albu. 29. Albu in lib. de motibus planetarum, Albu. 30. Albug 33. Albu. 37, 38. Albug je einmal. 39. Albun.
40. Albug in libro (de) iudiciis astrorum. 17. Buch (Pflanzenlehre): 1. Alb.
zweimal, Albu fünfmal. 2. Alb. siebenmal, darunter einmal Alb super finem primi
libri. Albu zehnmal, Alber fünfmal, darunter einmal in lib. 2. vegetabilium.
Daraus ergibt sich: 1. Alber == Albertus Magnus, unter seinem Namen die sieben
Bücher De vegetabilibus et plantis. 2. Albu ist ein Astronom, Verf. der Bücher de
motibus astrorum, de motibus planetarum, de iudiciis astrorum. Ich vermuthe darunter den Albumasar = Abu Ma'schar Dscha'far ben Muhammed ben 'Omar
el-Balchí aus Chorásán geb. 775, gest. 885. Seine Werke waren von Adelard von
Bath, sowie von Johannes Hispalensis Lunensis übersetzt. Die Stellen des 17. Buches,
in welchen Albu citirt wird, beziehen sich auf das Verhalten der Pflanzen zu me-
teorischen Einflüssen, können also wohl aus einem astronomischen Werk, vielleicht
dem Introductorium majus des Abu Ma'schar entnommen sein. 3. Für Albu könnten
noch folgende Astronomen in Erwägung kommen: a) Albu-Hasan 'Alí ben
Abu'l-Ridschál. Sein Buch de iudiciis astrorum wurde im Jahre 1256
ins Latein von Aegidius de Tebaldis übersetzt, jedoch unter dem verstümmelten
Namen Albohazen Haly filius Abenragel. b) Abu'l Kásim Moslima ben Ahmed
el Madschriti, unter anderem Verf. einer Schrift de cursu astrorum als

Auszug aus den astronomischen Tafeln des el-Bettáni = Albategni. c) Abu'l-Kasim Ahmed Ben Abdallah Ben Omar Ibn el-Soffár. d) Abu Jusuf Jakub Ben Ishak ben el-Subbah el-Kindi ist auch Verf. eines Buches de iudiciis (astrorum), wurde jedoch erst 1272 von Robertus Anglicus übersetzt, fällt also aus der Rechnung. Die grösste Wahrscheinlichkeit hätte für sich der erstgenannte Albu-Hasan = Albohazen. Indes ist er von so geringer Bedeutung gegenüber Abu Ma'schar, auch lautet dann die Kürzung Albo und nicht Albu, dass auch er ausser Frage kommt. 4. Die Endung Album, welche übrigens nur einmal VIII, 39 vorkommt, spricht für Albumasar. 5. Die Kürzung Albug halte ich für belanglos. Sie kommt erst in der frankfurter Ausgabe 1601 vor. Argentine 1485 hat statt dessen nur Al, ebenso wahrscheinlich auch die Handschriften. 6. Ueber die Zuständigkeit der Kürzung Alb. möchte ich ohne weitere Untersuchungen kein endgiltiges Urtheil fällen. Dass sie jedoch nicht Alfredus bedeutet, kann man mit ziemlicher Bestimmtheit behaupten, ebenso aber auch, dass die Verwechslung von Alfredus und Albertus, wenn sie einmal irgendwo vorkommen sollte, ein reiner Zufall ist. Wenn aber bei Bartholomaeus einmal vom Pflanzenbuch des Albert und das anderemal von dem des Alfred die Rede ist, so ist daran weder der Schreiber noch der Setzer schuld, sondern es bringen dies die Schicksale jener Pflanzenbücher mit sich. Ebenso gut könnte es statt Albertus und Alfredus auch Aristotelés, und noch richtiger Nicolaus Damascenus heissen.

7. **Albumazar** = Abu'Maschar s. Albu.

8. **Alcuinus** = Alchwin, geb. um 735, gest. 19. Mai 804.

9. **Alexander VIII**, 3, 4.

10. **Alexander Nequam** = Alexander Neckam, geb. 1157, Verf. von De rerum naturis. Die zwei ersten Bücher herausgegeben von Th. Wright, London 1863.

11. **Alfredus Anglicus** = Alfred von Morlay (Schultze. Von Meyer ehedem als Alfred de Sarchel gedeutet). Comment. super librum Aristotelis de vegetabilibus et plantis XVII, 37, XIX, 8. Dieses dem Aristotelés zugeschriebene Pflanzenbuch (peri fyton) ist verfasst von Nicolaus Damascenus, aus dem Griechischen ins Syrische übersetzt von Honein ben Ishâk, von Ishâk ben Honein aus der syrischen Uebersetzung ins Arabische, und aus dieser Uebersetzung von Alfredus Anglicus vor 1250 ins Lateinische übertragen (de coloribus, de plantis, de vegetabilibus). Siehe Wüstenfeld, Uebers. § 17.

12. **Algazel** = Abu Hâmid Mohammed Ben Mohammed el Gazzali, 1059—1111, der letzte arabische Filosof im Morgenlande, Uebersetzer des Aristoteles, Gründer der Academia Gazzalica in Damaskus. Super 3. meteorum c. 15, XIX, 114.

13. **Alphraganus** (Alphra.) = Muhammed ben Kathîr el-Fárgani. Astronom aus Fergana, beobachtete die Sonnenfinsterniss am 11. Mai 812. Uebersetzt von Johannes Hispanensis Lunensis und Gerard von Cremona, VIII, 8, 22.

14. **Ambrosius**, geb. um 340, gest. 4. April 397, XVII, 49, 100.

15. **Anaxagoras**, geb. um 500, gest. 428, VIII, 5, 8.

16. **Anselmus** von Canterbury, geb. 1033, gest. 21. April 1109.

17. **Apollodorus** citirt nach Plinis II. n. XI, 25, 30 als Gewährsmann über Skorpione XVIII, 96.

18. **Apostolus**, gemeint Paulus, citirt der Brief an die Galater.

19. **Archelaus** citirt nach Plin. h. n. VIII, 55, 81 als Gewährsmann über Hasen XVIII, 66.

20. **Aristotelés** 384—322, s. unten.

21. **Asclepides magnus.**

22. **Auctor perspectivae** VIII, 40, 43.

23. **Auerroes** = Ibn Roschd, gest. December 1198.

24. **Augustinus**, Aurelius, geb. 12. November 353, gest. 28. August 430. Liber de anima et spiritu III, 3, 6 de musica XIX, 115.

25. **Auicenna** = Ibn Sina, geb. August 980, gest. Juni 1037. Oft citirt. Liber de venenis XVIII, 9, 1. de animalib. XVII, pro.

26. **Aurora**, citirt im 17. Buch, nach Meyer vermuthlich Titel eines theologischen Werkes.

27. **Basilius**, der Grosse, geb. 329, gest. 379.

28. **Beda**, Venerabilis, geb. 673, gest. 26. Mai 735.

29. **Bernhardus** von Clairvaux, geb. 1091, gest. 20. August 1153. Ad Eugenium (de modo unitatis) XIX, 114.

30. **Berosius Chaldaeus.** Berosos um 280 a. C. XIV, 3.

31. **Boetius** = A. M. T. S. Boëthius, geb. 470—475, gest. 525. De arithmetica XIX 119, 128, 146.

32. **Cassiodorus** = M. A. Senator, geb. 468, gest. n. 562.

33. **Cato**, Die vier Bücher Catonis disticha de moribus, apokryphes Werk des 4. Jahrhunderts, vielbenütztes Schulbuch des Mittelalters.

34. **Chalcidius**, Uebersetzer und Erklärer von Platons Timaios, 5. Jahrh. Super Timaeum VIII, 40.

35. **Chrysostomus** Johannes, geb. 347, gest. 407.

36. **Cicero** M. T., geb. 3. Januar 106, gest. 7. December 143.

37. **Commentator**. Die griechischen und arabischen Schriften, welche Bartholomaeus anführt, benützt er in lateinischen, kommentirten Uebersetzungen.

38. **Constantinus**, Africanus, monachus. Die Stelle XVIII, 18 in diaetis universalibus bezieht sich auf die von Konstantin besorgte Uebersetzung des Ishâk. S. Isaac.

39. **Cyprianus**, Thascius Caecilius, geb. 200, gest. 258.

40. **Damascenus** s. Johannes Damascenus.

41. **Damasus**, Sanctus, I., geb. 306, gest. 384.

42. **Democritus**, citirt nach Aristoteles lib. 8. animal. XVIII, 10.

43. **Demosthenes**.

44. **Dionysius**.

45. **Dioscorides** (Dias.), Pedanios, um 77 oder 78.

46. **Donatus**, Aelius grammaticus, um 354, Lehrer des Hieronymus.

47. **Egidius** medicus Corboliensis, um 1180—1223. De urinis häufig citirt.

48. **Enigidius**, XVIII, 6, s. Nigidius.

49. **Elpicras**.

50. **Epitinus**.

51. **Eraclitus** = Herakleitos, s. Heraclitus.

52. **Esicius** super Levit. XVIII, 20.

53. **Euclides**, Mathematiker unter Ptolemaios Lagi.

54. **Eusebius** von Caesarea, geb. 264, gest. 340.

55. **Expositio**, glossa etc. supra . . . . . , sehr oft.

56. **Expositor**, ebenso. Exp. super 1 c. Isaac XIX, 20.

57. **Fulgentius** von Ruspe, geb. 468, gest. 1. Januar 533.

58. **Galenus**, öfter. Lib. de spermate XVIII proem.

59. **Gilbertus**, de la Porrée, geb. um 1070, gest. 1154.

60. **Glossa** (glo.) oft. Glossa Hieronymi super Esa XII, 36, 38, Glossa super Joan. XIII, 13, zu Isidor XIX, 131 etc.

61. **Gregorius**, von Nyssa, gest. 394. Gregor von Nazianz wird bei Bartholomaeus einfach als Nazianzenus bezeichnet.

62. **Haly** medicus = Alí ben el-Abbâs, gest. 994.

63. **Haymo** = Aymont von Dordogne.

64. **Heraclitus**.

65. **Hermes** s. oben, vgl. Mercurius.

66. **Herodotus** 484—425. XV, 114, 116, 120.

67. **Hexameron** des Ambrosius XVIII, 95, des Basilius XIV, 1, XV, 112, XVIII proemium, beider XIX, 77.

68. **Hieronymus**, Sofronios Eusebios, geb. 331, gest. 420. Super Eccles XIII 21, super Isa XVII, 14.

69. **Homerus**.

70. **Huguitius** Pisanus. Jurist, Grammatiker XVII, 153.

71. **Iginus** = Hyginus VIII, 37.

72. **Innocentius**.

73. **Johannes** Damascenus, Chrysorrhoas, geb. um 700, gest. um 754. XIII. 20, XVIII proem.

74. **Johannes** de S. Egidio, Dicebat de serpente XVIII, 93.

75. **Johannicius** = Honein ben Ishâk, geb. 809, gest. 30. November 873. Commentator super Johannicium XIX, 8.

76. **Josephus** Aegyptius, Josefus Flavius, geb. 37, gest. 93. XIV, 3, 23, 36, 41. Liber antiquitatum XIV, 36.

77. **Isaac**, Ysaac = Ishâk ben Suleimân, gest. 932. In diaetis XVII, 96, XVIII, 2, XIX, 52; Cap. 4 de differentiis dulcedinis et saporis XIX, 52. Expositor super Isaac 1, c. XIX, 20.

78. **Isidorus** Hispalensis, von Sevilla, gest. 636.

79. **Juvenalis**, Decimus Junius, geb. 47, gest. um 130.

80. **Kalixtus** Graecus.

81. **Lapidarius** XV, 28, 30, 32, 33, 49, 56, 91, 61, 62, 63, 67, 73, 87, 88, 92, 103, von Marbod, gest. 1123.

82. **Leo Papa I.**, Magnus. Papst 440 - 61.

83. **Leucippus.**

84. **Livius**, Titus, geb. 59 a. C., gest. 15. p. C.

85. **Lucanus.**

86. **Macer Floridus**, Der apokryfe Verf. des Buches de viribus (naturis) herbarum, de medicamentis totius corporis humani, von Meyer III, 431, nach 849 und vor 1101 gesetzt. XVII, 39, 58, 128, 133, 193.

87. **Macr.** in Libro Ciceronis VIII, 32, bezieht sich auf Ambrosius Theodosius Macrobius Commentaria in Ciceronis Somnium Scipionis, um 430.

88. **Macro.** Die unter dieser Kürzung angeführte Stelle XVII, 12, bezieht Meyer nicht unmittelbar auf Macrobius, sondern auf ihn nach Platearius, der dasselbe Citat hat.

89. **Macrobius**, VIII, 22, 28. Siehe Macr., Macro.

90. **Magister** in historia super Exodum, super Iudic., auch bloss in historia XVII. Nach Meyer vielleicht Petri Comestoris historia scholastica.

91. **Martianus**, Capella, um 350—400. VIII, 23, XIX, 129. In Libro astronomiae VIII, 29.

92. **Marus** VIII, 29. Ueber Astronomie.

93. **Mercurius** vgl. Hermes.

94. **Michael Scotus**, geb. 1190. Uebersetzer des Averroes.

95. **Misael**, vermuthlich der jüdische Astronom Messala, welcher wahrscheinlich identisch ist mit Maschäallah (Mädler.) VIII, 9—11, 14, 16—21, 23.

96. **Misalath** astronomus = Massahala, Messahala = Maschäallah, jüdischer Astrolog unter el Mansur bis el Mamun, etwa 770—820, übersetzt von Johannes Hispalensis Lunensis VIII, 22, 30.

97. **Mnesitheus** Atheniensis vgl. Mysticum.

98. **Mysticum Atheniense.** Falsches Citat im 17. Buche nach Isaac in diaetis universal. I. c. 285, 32, wo Mithiseus Atheniensis steht statt Mnesitheus (Meyer).

99. **Nazianzenus**, Gregorios, geb. um 330, gest. 390.

100. **Nigidius** citirt nach Plinius h. n. 7, 51 (Schweine gezähnt geboren). S. Engidius.

101. **Ninus Delphicus.**

102. **Oribasius**, der Leibarzt des Julian.

103. **Origenes**, Adamantius, geb. 185, gest. 254.

104. **Orosius**, Historiker um 413.

105. **Ovidius**, Naso Publius, geb. 20. März 43 a. C., gest. 17. p. C. XVII, 28, 134, 166.

106. **Palladius**, um 400, Verf. der Schrift über Indien und die Brahmanen.

107. **Pamphilus.**

108. **Papias** Vocabulista, Grammatiker, im 17. B. öfter.

109. **Patricius.**

110. **Paulus**, der Apostel.

111. **Persius Flaccus** Auius, geb. 4. December 34, gest. 24. November 62, XVII, 28, 38.

112. **Petrus.**

113. **Philosophus** = Aristoteles. De anima III, 3. In tractatu de animalibus secund. philos. XII, 4.

114. **Physiologus** = Theobald. XVIII, 8.

115. **Platearius** medicus, Salernitaner XVII, 18.

116. **Plato**, 427—347. In Timaeo VIII, 1. Timaios in der Ausgabe des Chalcidius VIII, 40.

117. **Plautus**, Titus Marcius, geb. um 254, gest. 184.

118. **Plinius**, G. Secundus Major, geb. 23, gest. 79. Sehr oft citirt.

119. **Plotinus**, geb. 205, gest. 270.

120. **Poeta** XVII, 134, unbekannt.

121. **Priscianus**, um 520.

122. **Ptolemaeus**, Claudius, um 150.

123. **Pythagoras** in Libro Romanorum XVIII proem.

124. **Rabanus Maurus** 774—856. Super Eccles. XIII, 21.

125. **Rasis** = Abu Bekr el-Razí, geb. 923 oder 932.

126. **Remigius**, vermuthlich Antissiodorensis (Meyer), XVII, 111.

127. **Richardus de San Victor**, gest. 1173.

128. **Ruffus** medicus, von Efesos, zur Zeit Trajans.

129. **Rupertus**, Linconiensis.

130. **Salernitanus** posteticus XVII, 43, 117.
131. **Sallustius**, Gajus Crispus, geb. 84, gest. 13. Mai 35.
132. **Scipio Africanus**, Publius Cornelius.
133. **Secundus philosophus.**
134. **Seneca**, Lucius Annaeus, geb. um 2, gest. 65.
135. **Simon Corn.**
136. **Simonides.**
137. **Solinus**, Gajus Julius, Polyhistor., vermuthlich im dritten Jahrhundert. Verf. des geographischen Auszuges aus der Historia naturalis des Plinius. In libro de mirabilibus mundi XVII. proem.
138. **Stephanus.**
139. **Strabo**, Walafrid, gest. 17. Juli 849.
140. **Termegistus** = Hermes Trismegistus XIX, 127.
141. **Theophrastus** von Eresos um 372—285 a. C.
142. **Theophilus** de urinis.
143. **Titus Livius**, geb. 59 a. C., gest. 17 p. C.
144. **Tullius Cicero**, Marcus, geb. 3. Januar 106 a. C., gest. 7. December 43.
145. **Varro**, Marcus Terentius, geb. 116, gest. 27 a. C.
146. **Virgilius**, Publius Maro, geb. 15. October 70, gest. 21. September 19.
147. **Wilhelmus Conthes** = Wilhelm von Conches, gest. 1154.
148. **Ypocras** = Hippocrates.
149. **Ysaac** s. Isaac.
150. **Zeno.**
151. **Zoroaster.**

Eine Hauptrolle spielt bei Bartholomaeus, wie zu erwarten, Aristoteles. Unter diesem Namen sind acht Werke angeführt.

1. De anima (XIX, 7, Cap. de sapore XIX, 10).

2. De animalibus in 20 Büchern (XIII, 21, XVIII, proem. Liber 3, IV, 7,[1]) lib. 17, V, 1, lib. 19, III, 17, XIX, 10).

3. De elementis (XIII, 21, XVIII proemium).

4. Meteorum libri quatuor (XIII, 21, XIX proem. In der Ausgabe des Algazel. Commentator super librum 4. meteorum XIX, 19. Algazel super 3. meteorum cap. 15. XIX, 114).

5. Physica (XIX, 114).

6. De sensu et sensato (XIX, 7, 10, 22).

7. De somno et vigilia (XIX, 6).

8. De vegetabilibus et plantis. Nach der Ausgabe des Alfredus Anglicus. (In lib. vegetabilium XIV, 1, libro de plantis secundum novam translationem XVII, 11, Alfredus super librum Aristotelis de veg. et plant. XIX, 8. Commentator super librum de plantis XIX, 11, 18.)

Das vierte Buch des Bartholomaeus handelt von den Eigenschaften der Körpersubstanz (de proprietatibus substantiae corporeae). Es trägt die Lehre von den vier Weltelementen und den vier Elementarqualitäten nach Konstantin von Afrika vor, und betont folgende Eintheilung der Elementarqualitäten:

$$\text{aktiv} \begin{cases} \text{Wärme} \\ \text{Kälte} \end{cases} \qquad \text{passiv} \begin{cases} \text{Trockenheit} \\ \text{Feuchtigkeit.} \end{cases}$$

Weiters werden die Elementarqualitäten einzeln besprochen (Kap. 2—4). Daran reiht sich die Erörterung der vier Kardinalsäfte, welche wieder einzeln abgehandelt werden. (Kap. 7—11.)

Diesen Auseinandersetzungen schliesst sich das fünfte Buch au. Es behandelt die Anatomie. (De dispositione membrorum.) Die

---

[1]) Lib. 12. capit. de minutis volatilibus XVIII, 75.

Zahl der benützten Schriftsteller ist beträchtlich, wie das folgende Citatenregister ausweist.

Aegidius Corboliensis de urin.	3	Hieronymus sup. Ezech . . .	1
Ambrosius	1	Hippocrates	4
Aristoteles	174	Hippocratis Aphorismi . . .	8
Augustinus	2	Hippocr. Prognost. c. comment.	8
Autor perspectivae	7	Isaac	4
Avicenna	5	Isidor Hispalensis	91
Basilius	1	Paulus Apostol.	1
Biblia sacra	3	Practica	1
Cassiodorus	1	Priscianus	1
Constantinus Africanus	162	Remigius	1
Galenus	37	Solinus	1
Gregorius	5	Theophilus de urinis	1
Gregorii glossa ad Hieron.	1	Varro	3
Haly	17		

Die am meisten ausgebeuteten Autoren stehen zu einander im folgenden Verhältnisse:

Aristoteles 174, Konstantin von Afrika 162, Isidor von Sevilla 91 (Galen 37, Hippokrates 20, Alí ben el-Abbâs 17). Dieses Verhältniss bezieht sich jedoch nur auf die citirten Namen. In der That erleidet es einige Verschiebungen, wenn man die angeführten Schriften berücksichtigt.

Aristoteles wurde bereits besprochen. Nach ihm ist Konstantin von Afrika die Hauptquelle. Von seinen Werken sind hier benützt:

1. Liber pantegni (eigentlicher Verf. 'Alí ben el 'Abbâs). 3, 21, 23.

2. Viaticum = breviarium (eigentlicher Verf. Abu Dscha'far Ahmed Ibn el-Dschazzar). 19, 21, 23, 40.

3. Die Uebersetzung der Werke des Ishak.

a) Liber diaetarum universalium XVIII, 18.

b) Liber diaetarum particularium.

c) Liber urinarum.

d) Liber febrium.

4. Die Uebersetzung der Kommentare Galens zu Hippo-krates.

a) Aphorismi. Galenus super aphorismos 19, 21, 22, 28, 42, 54, 66. Constantin. super aphorism. 29.

b) Prognostica. Galenus super progn. 13, 22.

Die Technē iatrikē des Galēnos (Mikrotechne, Ars parva Galeni) benützt Bartholomaeus in der von Alí ben Rudhwan kommen-tirten und von Gerhard von Cremona übersetzten Ausgabe (Galenus tegni, 3, 36, 39, Haly super tegni Galeni 2, 3, 36, 39, 43), Galens Perikriseon wahrscheinlich ebenfalls in der Uebersetzung des Ger-hard (Gal. in lib. crysis 22).

Nebst Aristoteles und Konstantin von Afrika ist Isidor von Sevilla der Hauptquell der Anatomie des Bartholomaeus. Er ist für die etymologische Einleitung der einzelnen Kapitel benützt. Haupt-sächlich sind es die Bücher 11 und 12, auf welche sehr häufig verwiesen wird (2, 4, 5, 7, 8, 14, 16). Verstanden sind die 20 Bücher der Origines (Etymologiae).

Dieses fünfte Buch umfasst zuerst eine Beschreibung des Körpers vom Scheitel bis zur Zehe (a capite ad calcem), dann eine Aufzählung der Körperbestandtheile.

1. Körpertheile im Allgemeinen. 2. Kopf. 3. Gehirn. 4. Schädel. 5. Augen. 6. Anlage der Augen. 7. Pupille. 8. Wimpern. 9. Augenbrauen. 10. Hirn. 11. Schläfen. 12. Ohren. 13. Nase. 14. Wangen. 15. Bart. 16. Kiefer. 17. Lippen. 18. Kinn. 19. Mund. 20. Zähne. 21. Zunge. 22. Speichel. 23. Stimme. 24. Kehlkopf. 25. Hals. 26. Oberarm. 27. Vorderarm. 28. Hand. 29. Finger. 30. Nägel. 31. Flanken. 32. Rücken. 33. Brust. 34. Brüste. 35. Lunge. 36. Herz. 37. Athem. 38. Magen. 39. Leber. 40. Gallenblase. 41. Milz. 42. Därme. 43. Niere. 44. Blase. 45. Harn. 46. Bauch. 47. Nabel. 48. Geschlechtstheile. 49. Gebärmutter. 50. Gesäss. 51. Oberschenkel. 52. Knie. 53. Unterschenkel. 54. Fuss. 55. Fusssohle. 56. Ferse. 57. Knochen. 58. Mark. 59. Knorpel. 60. Nerven. 61. Venen. 62. Fleisch. 63. Fett. 64. Haut. 65. Haare. 66. Kopfhaar.

Auf anatomische Beschreibung ist keine Rücksicht genommen, sondern mehr das Aeussere und die fysiologische Bedeutung der Organe, sowie deren Benennungen ins Auge gefasst. Daher auch die Wahl der genannten Schriftsteller und der aneinander gereihten Auszüge, deren Hauptbestand (etymologisch) auf Isidor von Sevilla, (naturwissenschaftlich) auf Aristotelēs und Konstantin von Afrika zurückgeht. So geschickt auch die Anordnung im grossen Ganzen ist, so unterlauft doch mancher Schnitzer als Zeichen mangelnder Kritik. Recht unklar ist z. B. der Satz „Quaedam (membra) vero sunt similia, quae a Constantino vocantur homogenia, id est simplicia, et hoc ab homo, quod est unum et meros quod est pars, quia unius generis sunt cum partibus suis (c. 1)." Vielleicht könnte man die Aufnahme dieses Satzes mit Sorglosigkeit entschuldigen, als Leichtgläubigkeit muss jedoch die Aufnahme der Etymologie des Isidor mildestenfalls bezeichnet werden. Die Ableitungen caput a capiendo, oculi quasi occulti, cilia a celando, genae-genos, mandibula a manducando etc. scheinen alswie scherzweise und Seitenstücke zum lucus a non lucendo des Quintilian aufgestellt zu sein. In der offenbaren unüberlegten Absicht, alles aufzunehmen, was ihm in seinen Quellen bemerkenswerth erschien, hat Bartholomäus auch Stellen wiedergegeben, welche nur geeignet sind, den Leser zu verwirren Dahin gehört auch die Wiedergabe der Lehre des Aristotelēs von den drei Herzkammern u. a. m.

Wenn schon an dem Worte Kompilation ein (allerdings manchmal ganz unverdienter) Makel haftet, so wird man dennoch dem Bartholomäus Anglicus nicht allzu nahe treten, wenn man seine mühselige Arbeit als kritiklose Kompilation bezeichnet. Sie ist geradezu ein Typus für die Schriftstellerei des 13. Jahrhunderts.